河南省护理学会组织编写

健康中国 · **跟我学护理** · 全媒体科普丛书

总主编 宋葆云 孙 花

肿瘤防控全方位

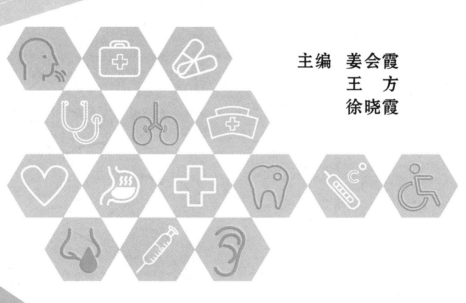

主编 姜会霞
　　　王 方
　　　徐晓霞

郑州大学出版社

· 郑 州 ·

图书在版编目(CIP)数据

肿瘤防控全方位／姜会霞，王方，徐晓霞主编. — 郑州：郑州大学出版社，2020. 11

（健康中国·跟我学护理·全媒体科普丛书／宋葆云，孙花总主编）

ISBN 978-7-5645-7290-7

Ⅰ. ①肿… Ⅱ. ①姜…②王…③徐… Ⅲ. ①肿瘤－防治 Ⅳ. ①R73

中国版本图书馆 CIP 数据核字(2020)第 175946 号

肿瘤防控全方位

ZHONGLIU FANGKONG QUANFANGWEI

策划编辑	李龙传		封面设计	曾耀东
责任编辑	陈文静		版式设计	曾耀东
责任校对	薛 晗		责任监制	凌 青 李瑞卿

出版发行	郑州大学出版社有限公司		地 址	郑州市大学路 40 号(450052)
出 版 人	孙保营		网 址	http://www.zzup.cn
经 销	全国新华书店		发行电话	0371-66966070
印 刷	新乡市豫北印务有限公司			
开 本	710 mm×1 010 mm 1／16			
印 张	10.5		字 数	193 千字
版 次	2020 年 11 月第 1 版		印 次	2020 年 11 月第 1 次印刷

书 号	ISBN 978-7-5645-7290-7		定 价	33.00 元

健康中国·跟我学护理·全媒体科普丛书

作者名单

丛书编写委员会

主　审　王　伟

总主编　宋葆云　孙　花

编　委　（以姓氏首字笔画为序）

于江琪	王　伟	王云霞	牛红艳
方慧玲	田　胜	冯英璞	兰　红
兰云霞	邢林波	成巧梅	刘　姝
刘延锦	孙　花	孙明明	孙淑玲
李秀霞	李拴荣	吴松梅	吴春华
宋葆云	张红梅	张林虹	张玲玲
周诗扬	周彩峰	姜会霞	黄换香

本册编写委员会

主　编　姜会霞　王　方　徐晓霞

副主编　刘东英　陈凤侠

编　委　（以姓氏首字笔画为序）

丁艮晓	丁停停	于倩倩	马春霞
王　方	王世罕	王红军	王　艳
王敬范	冯　璐	刘更新	刘晓丽
刘　倩	刘瑞雪	孙雨薇	孙爱英
杨丰华	杨　萍	杨彩平	李　果
李艳玲	李　琳	吴　瑾	何爱莲
宋美霞	张　静	陈雨晴	罗萌萌
金　洋	周　敏	周毅娟	赵　瑞
荆义平	胡婷婷	贺瑞蕊	铁　可
高艳平	郭　璐	崔曼丽	惠晓颖

协作单位

河南省科技大学第一附属医院

河南省人民医院

安阳市肿瘤医院

河南省焦煤集团中央医院

濮阳市油田总医院

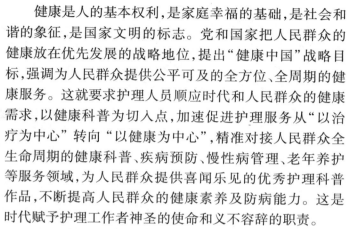

出版说明

　　健康是人的基本权利,是家庭幸福的基础,是社会和谐的象征,是国家文明的标志。党和国家把人民群众的健康放在优先发展的战略地位,提出"健康中国"战略目标,强调为人民群众提供公平可及的全方位、全周期的健康服务。这就要求护理人员顺应时代和人民群众的健康需求,以健康科普为切入点,加速促进护理服务从"以治疗为中心"转向"以健康为中心",精准对接人民群众全生命周期的健康科普、疾病预防、慢性病管理、老年养护等服务领域,为人民群众提供喜闻乐见的优秀护理科普作品,不断提高人民群众的健康素养及防病能力。这是时代赋予护理工作者神圣的使命和义不容辞的职责。

　　河南省护理学会健康教育专业委员会组织百余名护理专家,深耕细作,历时两年,编写这套"健康中国·跟我学护理·全媒体科普丛书",其作者大多是临床经验丰富的护理部主任、三级医院的护士长、科普经验丰富的优秀护师、护理学科的带头人。她们把多年的护理经验和对护理知识的深刻理解,转化为普通百姓最为关心、最需要了解的健康知识和护理知识点,采用"一问一答"的形式,全面解答了各个专科的常见病、多发病、慢性病的预防知识、安全用药、紧急救护、康复锻炼、自我管理过程中的护理问题。同时,对各个学科最新的检查和治疗方法做了介绍,以帮助和指导患者及其家属正确理解、选择、接纳医生的治疗建议。本丛书图文并茂,通俗易懂,紧跟时代需求,融入微视频,扫码可以观看讲解,通过手机可以分享,丰富了科普书创作形式,提升了科普作品的传播功能。丛书共有16个分册,3 000多个问题,800多个微视频,凝聚了众多护理专家的心血和智慧。

　　衷心希望,我们在繁忙的工作之余总结汇编的这些宝贵的护理经验能给广大读者更多的健康帮助和支持。让我们一起为自己、家人和人民群众的健康而努力。同时,也希望这套丛书能成为新入职护理人员、医护实习人员、基层医护人员和非专科护理人员开展健康科普的参考用书。让我们牢记医者使命,担当医者责任,弘扬健康理念,传播健康知识,提升全民健康素养,为健康中国而努力。

在此,特别感谢中华护理学会理事长吴欣娟教授为丛书作序。向参加丛书编写的所有护理专家团队及工作人员表示衷心的感谢,向河南省护理学会各位领导及健康教育专业委员会各位同仁给予的支持致以诚挚的谢意。衷心地感谢协作单位及制作视频的护理同仁为此工程付出的辛苦努力!

河南省护理学会健康教育专业委员会
2019 年 5 月

序

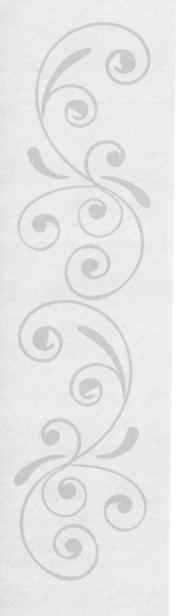

现代护理学赋予护士的根本任务是"促进健康,预防疾病,恢复健康,减轻痛苦"。通过护理干预手段将健康理念和健康知识普及更广泛的人群,促使人们自觉地采取有利于健康的行为,改善、维持和促进人类健康,是一代又一代护理人探索和努力的方向。

河南省护理学会组织百余名护理专家,深耕细作,历时两年,编写这套"健康中国·跟我学护理·全媒体科普丛书"。本套丛书共有 16 个分册,3 000 多个问题,800 多个微视频,全景式地解答了公众最为关心、最需要了解的健康问题和护理问题。丛书图文并茂,通俗易懂,采用"一问一答"的方式为广大读者答疑解惑,悉心可触,匠心可叹。丛书融入了生动的微视频,可以扫码收看讲解,可谓是一部可移动的"超级护理宝典",是全媒体时代创新传播的成功典范。

健康科普读物带给人们的不仅仅是健康的知识,更能让人们在阅读中潜移默化地建立起科学的健康行为方式,这是我们赋予健康科普书籍的最终意义。愿这套护理科普丛书的出版,能够为全国 400 多万护理同仁开启健康科普和科普创作的新征程,不忘初心,不负使命,聚集力量,加速护理服务精准对接人民群众全生命周期的健康科普、疾病预防、慢病管理、老年养护等服务领域需求,让健康科普成为常态化的护理行动,使其在护理工作中落地生根,让护士真正成为健康科普及健康促进的倡导者和践行者,为中国梦和人类的健康做出新的贡献!

在此,我谨代表中华护理学会向参加丛书编写的护理专家团队及工作人员表示衷心的感谢!向河南省医学会秘书长王伟对丛书编审工作给予的大力支持和专业指导致以诚挚谢意!

中华护理学会理事长 吴欣娟

2019 年 5 月

前　言

　　世界卫生组织在 2014 年《世界癌症报告》中公布的数据表明，癌症已经成为全人类最大致死原因，且发病率与死亡率均呈持续上升趋势。目前我国肿瘤的发病率为 285.91/10 万，平均每分钟有 6 人被诊断为恶性肿瘤。10 年后肝癌、肺癌、胃癌三大癌症将困扰中国每一个家庭，肿瘤已严重威胁人民群众健康及生命安全，因此普及肿瘤防控知识尤为重要。

　　《肿瘤防控全方位》共两大部分，第一部分介绍肿瘤基础知识，包括肿瘤的发病原因、肿瘤的预防、肿瘤的早期发现、肿瘤的治疗与防护知识等。第二部分是常见肿瘤日常护理，包括头颈部肿瘤（垂体瘤、胶质瘤、鼻咽癌、甲状腺癌、喉癌、口腔癌、腮腺肿瘤）、胸部肿瘤（食管癌、肺癌、乳腺癌）、消化系统肿瘤（胃癌、结直肠癌、肝癌、胆囊癌、胰腺癌）、泌尿系肿瘤（肾癌、膀胱癌、前列腺癌、阴茎癌、睾丸肿瘤）、妇科肿瘤（子宫肌瘤、子宫内膜癌、卵巢肿瘤、宫颈癌）、骨肿瘤、血液肿瘤（白血病、多发性骨髓瘤、淋巴瘤）等的治疗护理及康复护理知识。以期能够帮助读者正确认识肿瘤，预防肿瘤，消除肿瘤认识误区，做到早发现、早诊断、早治疗。

　　感谢河南省护理学会各位领导对编者工作的支持，感谢各位护理专家的辛勤付出！

　　书中疏漏和不妥之处，敬请医疗护理专家批评指正。

编者

2020 年 6 月

目　录

一、肿瘤基础知识

（一）关于肿瘤，知道有多少？

肿瘤是什么呢？在大家的心里，肿瘤是可怕的"不治之症"；在医生的眼里，正常人身上的细胞就像一个和谐大家庭里的成员，各司其职，突然有一天，因为家庭外的刺激和自身的一些缺陷导致一些细胞疯狂地生长，它们自己的房间住不下了，就强行到隔壁的房间里住，在这个疯长的过程中打破了正常的门，毁坏了电路和水管，导致这个大家庭不再和谐。简单地说，肿瘤是不受身体控制的细胞生长。

1. 什么是良性肿瘤？

良性肿瘤是相对没有攻击性的家庭成员，只是自己的子女太多，造成了局部的膨胀，但是不会强行去隔壁房间居住，也不会破坏门窗和电路、水管。医生很容易通过做手术把它和正常的细胞分开、拿走，以后也不会再生长。因此对人体的伤害也就较小。

2. 什么是恶性肿瘤？

恶性肿瘤通常是攻击性很强的细胞生长，随着时间的增长会强行破坏四周的房间结构，造成身体发热、体重减轻、食欲不振、消瘦、贫血。医生在手术时往往会扩大面积，尽量把这些细胞都拿走，或者通过药物和放射治疗来杀死这些疯狂生长的细胞。但是，在一定的条件下它还是会再次生长出来，也就是平时医生所说的"复发"，甚至会跑到不相邻的、很远的亲戚家里疯长，也就是"转移"。恶性肿瘤的疯长、复发与转移对人体造成很大的伤害。

对于恶性肿瘤，早期发现、早期确诊、早期治疗不仅能减少其对人体的伤害，还能通过一系列的治疗手段来控制它的生长。当然，良性和恶性不是绝对的，良性肿瘤在持续的刺激下也会变成恶性的；有些良性肿瘤生长在关键的部位也会威胁到生命。有些恶性肿瘤，因为细胞分化比较好，治疗效果也很好。加上现代科学的进步，很多恶性肿瘤都是可以控制的，远远没有大家想象的那么可怕。

3. 肿瘤会遗传吗?

医生:"我的爸爸得了肺癌,我和爸爸长得很像,会遗传给我吗?""奶奶是乳腺癌,会不会遗传给我呀?"

大量的研究表明,遗传因素在肿瘤的发生中起着非常重要的作用,有些肿瘤存在家族聚集现象,提示肿瘤可能与遗传因素有关。其实,肿瘤的发生是外界因素和人类自身因素共同作用的结果,遗传因素只是自身因素的一种。

如果家里直系亲属患有肿瘤,一定要注意调整生活习惯,避免不良刺激,增加针对性体检的频率。国外就曾经有人因为从妈妈那儿遗传了癌症易感基因,患乳腺癌的概率高达87%而选择了预防性的乳房切除术。

4. 肿瘤的病因有哪些?

肿瘤的发生是外界因素和人类自身因素共同作用形成的。肿瘤发生的外界因素包括致癌物质的刺激、环境污染、不良生活习惯。人类自身因素包括遗传与自身免疫。

(1)外界因素

1)致癌物质的刺激:包括化学物质的刺激、物理因素的伤害、病毒细菌的感染。

化学物质主要有霉变食物中的黄曲霉素,熏烤肉类和油炸、腌制食物中的亚硝胺类化合物,烟草燃烧中产生的一氧化碳、尼古丁、烟焦油、烟草亚硝胺等。黄曲霉素可导致肝癌;亚硝胺类食物可导致食管癌、胃癌等;吸烟与被动吸烟可诱发肺癌。

物理因素包括电离辐射、紫外线、热辐射等,大约5%的恶性肿瘤是由放射线照射导致的。

可以致癌的病毒和细菌目前已明确的有乙肝病毒、人乳头瘤病毒、EB病毒、幽门螺杆菌。原发性肝癌患者中80%都是乙肝病毒携带者;长期感染一种类型的人乳头瘤病毒容易诱发宫颈癌,甚至与口腔癌、鼻咽癌、喉癌、肺癌、皮肤癌的发生也有关系;EB病毒与多种肿瘤发生有关,最常见的有鼻咽癌和淋巴瘤;幽门螺杆菌感染会导致慢性胃炎、胃溃疡甚至胃癌。

2)环境污染:有大气污染和水土污染。随着工厂、汽车、飞机、轮船的日益增多,有毒排放物也越来越多,特别是多环芳烃类化合物,可导致肺癌、皮肤癌的发生。建筑材料和装修材料也含有较强的致癌物质;生活污染、工业污染的有害物质排放到土地和河流,甚至是粮食作物种植过程中使用的农药对土地的污染,都会影响人类的健康。

3)不良生活习惯:研究表明,经常吃大鱼大肉而很少吃蔬菜水果的人容易患食管癌、肠癌、乳腺癌、胰腺癌、前列腺癌等;爱吃烧烤、油炸、腌制食物的人易患食管癌、胃癌;食用霉变的稻谷、玉米、花生可以导致肝癌;缺少体力劳动、不爱运动的肥胖者患大肠癌的风险高。

(2)人类自身因素:自身免疫系统功能降低的人容易患癌。免疫系统相当于一个国家的军队和警察,能及时发现病毒、细菌和早期的癌细胞并杀死它们。当人类因为情绪低落、生活压力大、过度紧张、熬夜、睡眠不足、营养缺乏、患病等导致免疫功能下降或免疫能力遭受破坏时,人体失去了防御能力,患癌的概率就大大增加了。

5. 怎样才能早期发现肿瘤?

肿瘤能否被治愈,很大程度上取决于肿瘤病期的早晚,病期越早,治愈率越高。因此早期发现和诊断是至关重要的。

(1)重视肿瘤发出的早期信号:比如咳嗽、咯血,经抗炎治疗无效,可能是肺癌发出的信号;吃饭有哽噎感,吃饭时加重的胸骨后疼痛,可能是食管癌的信号;大便的次数改变、形状改变,大便带血、腹部阵痛,可能是肠癌的信号;右上腹的持续疼痛、食欲减退、体重减轻,可能是肝癌的信号;乳房摸到肿块、局部的橘子皮样改变、乳头变形、非哺乳期的女性单侧乳头流水,可能是乳腺癌的信号;非月经期的阴道出血、下腹痛,可能是宫颈癌的信号。一旦出现这些信号就要及时去医院诊治。

(2)早期病理检查:医生会通过检验血查肿瘤标志物、CT/核磁共振/彩超/核医学显像、气管镜/胃肠镜、病理检查等来诊断是否患癌和判断癌肿的分期,以确定治疗方案。其中,病理是诊断肿瘤的"金标准",也是治疗肿瘤的重要依据。

6. 哪些人群是肿瘤筛查的重点人群?

多数肿瘤的早期症状、体征不明显,或者只是有一些缺乏特异性的一般表现,通过筛查可以发现早期的肿瘤,提高恶性肿瘤的早诊率,提高治疗效果和生活质量。筛查能够检测出癌前病变,通过提前治疗降低恶性肿瘤的发生率。通过筛查还可以发现患肿瘤的高危人群,通过提前干预,降低患癌的风险。

个体或家庭成员有肿瘤发生高风险,属于肿瘤筛查重点监测人群。重点筛查人群如下:①恶性肿瘤家族史。②不良生活习惯(吸烟、酗酒、药物滥用、长期熬夜、挑食)。③职业原因经常接触有毒有害物质。④生活环境受污染。⑤遭受特殊致癌微生物感染。

7. 肿瘤的局部治疗方法有哪些?

肿瘤的局部
治疗方法

肿瘤的治疗手段包括手术治疗、放射治疗、化学治疗及中医药治疗等。在临床实践中,单一的治疗方法效果有限,如何更好地将现有的治疗方法结合起来,实现肿瘤患者的综合治疗是肿瘤临床工作者的研究热点。

肿瘤的局部治疗包括外科治疗、放射治疗、介入治疗。

(1)手术治疗:外科手术切除是最主要且有效的治疗方法之一,对于尚未发生远处转移的肿瘤,常可手术治愈。通过手术也可以明确肿瘤的性质、局部淋巴结和组织的侵犯情况,为肿瘤诊断、分期及术后的进一步治疗提供依据。

(2)放射治疗:应用放射性核素释放出的射线既能够最大限度地杀灭肿瘤细胞,又可以最大限度地保护正常组织。

(3)介入治疗:肿瘤的介入治疗包括经动脉灌注化疗、栓塞术的血管内介入和经皮穿刺行肿瘤消融术的非血管介入。影像引导下的介入治疗具有"靶向、微创、安全、高效"的优点,因而成为肿瘤治疗的重要方法之一。

8. 肿瘤的全身治疗方法有哪些?

肿瘤的全身
治疗方法

全身治疗主要包括化学治疗、内分泌治疗、靶向治疗、免疫治疗。

(1)化学治疗:最早起始于白血病的治疗,继而逐渐应用于实体瘤,随着化疗药物种类的增多,化学治疗所处的地位越来越重要,成为恶性肿瘤治疗最主要的手段。尽管化学治疗大大提高了晚期恶性肿瘤患者的生存率,但单纯通过化疗,能达到治愈的肿瘤仅占5%。对大多数实体肿瘤而言,仍需要配合其他治疗手段,以进一步提高疗效。

(2)内分泌治疗:也称为激素治疗,是替代、补充、消除或者抵抗体内激素的一种治疗,在甲状腺癌、乳腺癌及前列腺癌治疗中占据重要地位。

(3)靶向治疗:人体内存在多种基因,每个基因都有自己的位点,发挥自己的功能。在一定的条件下,基因可能会发生改变,在一个位点上出现了一个新基因,代替了原有基因,这个基因就叫作突变基因。多数基因突变会导致疾病发生,多种肿瘤的发生与基因突变有关。比如肺癌的发生与表皮生长因子(EGFR)突变有关。正常的EGFR基因可以维持人体细胞正常生长,突变后会导致细胞内活动紊乱,使正常细胞变成癌细胞。针对这些突变的基因来设计治疗药物,选择性地破坏带有基因突变的肿瘤细胞,从而达到治疗肿瘤的目的。在治疗前必须通过分子检测找到相应的"靶点",因此,分子靶向药物不适用于所有的肿瘤患者。

(4)免疫治疗:免疫细胞是我们身体的保护神,正常情况下能清除癌细胞,当免疫功能下降或存在缺陷时癌细胞急剧增多。免疫治疗就是刺激人体自身免疫防御系统或给予机体外源物治疗肿瘤的方法,被称为肿瘤治疗的"第三次革命"。相对于传统的治疗,具有以下优势:①不直接损伤机体,反而增强免疫系统;②可以治疗多种癌症,对很多患者均有效;③可以抑制癌细胞进化,降低复发率。免疫治疗是今后肿瘤治疗的重要方向。

9.肿瘤患者有哪些不良情绪？如何应对？

肿瘤患者不良情绪的应对方法

恶性肿瘤的治疗疗程长、痛苦大、花费多,易复发,甚至会威胁生命,被诊断为肿瘤的患者都会感到恐惧、悲观、抑郁、敏感、焦虑、否认、悔恨。这些不良情绪会导致患者失眠、情绪低落,对生活失去信心,甚至拒绝配合治疗,严重者会自杀。

每个遭遇肿瘤的人都会有这样那样的不良情绪,医务人员会积极给予帮助,在治疗的各个阶段给予指导。患者和家属要主动配合医务人员的治疗和指导,充分相信医学的进步正在慢慢控制着肿瘤的发展,尽快让自己从痛苦中走出来,以最好的状态面对治疗中的问题,以期取得最好的治疗效果。治疗过程中有很多方法可用来应对不良情绪,下面分享一些来自于患者的亲身经验。

（1）放松和冥想:调整注意力,可以关注自己的呼吸,也可以尝试想象自己在一个美丽的地方,听着舒缓的音乐,缓慢地呼吸着。这样类型的活动可以帮助我们减少压力,使内心感到平静。

（2）运动:做一些强度较小的、力所能及的运动（如步行、骑自行车、练瑜伽或水中有氧运动）,让自己感觉良好。咨询医生或护士可以做什么样的运动。

（3）和别人交谈:和自己信任的人谈谈内心感受,可以向家庭成员、心理咨询师、责任护士、社工、临床心灵关怀师或病友倾诉。

（4）加入一个肿瘤支持团体:癌症康复协会为癌症患者举行聚会。在这个协会里,会遇到有同样问题的肿瘤患者,将有机会谈谈自己的体会,倾听别人的感受。可以向别人学习怎样处理治疗的不良反应。医生或护士会提供较近的癌症支持团体信息。如果当地没有癌症支持小组,也可以在网上寻找。

（5）告诉医生或护士自己内心的困扰:可以参加医院的减压训练小组,如果实在难以处理那些不良情绪,医生可能会建议服用某些药物。

10.怎么预防肿瘤？

（1）戒烟:吸烟产生的有害物质通过呼吸道和消化道进入血液循环,引起组织癌变。多项流行病学研究指出,30%的癌症和吸烟有关,如肺癌、口腔癌、喉癌、食管癌、胃癌、结直肠癌和宫颈癌。90%的肺癌与吸烟有关,开始吸烟年龄越小、吸烟年限越长、每日吸烟量越多,肺癌发生的风险越高。世界卫生组织指出,40%以上的癌症可以预防,戒烟是预防癌症最经济最有效的方法。无论你吸烟有多久,一旦开始戒烟,与吸烟有关的癌症发病率就会降低。

（2）限酒:酒精的代谢产物乙醛和活性氧簇可促进癌症的发展,属于国际癌症研究机构划分的Ⅰ类致癌物。无论是白酒、葡萄酒、啤酒、威士忌,还是含酒精的饮料,都可以增加患癌概率。10%的男性癌症和3%的女性癌症与饮酒有关。酒精导致的癌症包括口腔癌、鼻咽癌、喉癌、食管癌、肝癌、结直肠癌、乳腺癌等。

（3）饮食营养平衡和改变不良饮食习惯:有研究证实:新鲜的蔬菜、水果、葱类、黄豆及其制品以及富含硒的食物可以降低胃癌、肠癌和肺癌的发生率;富含类胡萝卜素的食品可以预防肺癌的发生;含铁较多的食物、动物脂肪、精制糖类摄入太多会增加结直肠癌的风险;爱吃腌制食物、烧烤类食物、熏制食物、吃得太咸明显增加胃癌的发生风险。不良饮食习惯也会促进癌症的发生:吃得多,活动少,能量过剩导致的肥胖可以诱发多种癌症;吃饭速度过快、狼吞虎咽、习惯吃烫食、吃火锅不蘸油碟等习惯容易使食管和胃反复烫伤,导致食管癌和胃癌的发生;食物咀嚼不细和食物团块大,易损伤消化道黏膜,产生慢性炎症导致癌变;熏烤、煎炸等烹调方式可产生多种致癌物质,长期食用容易诱发癌症;玉米、花生、小麦等保存过程中受潮容易滋生黄曲霉素,黄曲霉素为Ⅰ类致癌物;就餐时心情不好,不良情绪是癌症的"活化剂",在不愉快的环境中用餐会导致脾胃运化失调,肝气不顺,给癌症的发生创造了条件。改变这些不良的饮食习惯可以减少癌症的发生。

（4）积极预防细菌、病毒的感染和治疗慢性感染:目前已明确的和癌症有关的病原体有幽门螺杆菌、乙肝病毒、丙肝病毒、人乳头瘤病毒以及EB病毒。注射乙肝疫苗可以预防乙肝导致的肝癌,注射人乳头瘤病毒疫苗可以预防人乳头瘤病毒感染引起的宫颈癌;不过早性生活、限制性伴侣数、使用避孕套是很好预防宫颈癌的措施;定期做宫颈癌筛查可以早期发现,早期治疗;幽门螺杆菌传染力强,可以通过手、食物、餐具等传播,生活中建议实行分餐制,定期做C14呼气检查,感染者可以给予抗生素联合治疗,治愈前要适当隔离,避免传染。

（5）积极治理环境污染:政府机构要加强工业区的科学化布局;发动群众参与到环境治理中,减少污染物的产生和排放;做好个人防护,必要时出门戴口罩;公共场所禁烟;没有条件改善水源的地方可以使用净水器。

（6）做好职业防护:容易接触到致癌物质的职业有:放射科的医务人员、消防队员、交警、矿工、石棉工、油漆工、皮革工、橡胶生产工。经常上夜班的人可能因生理节奏被打乱,免疫功能下降而易患癌症。针对职业伤害,要积极改善工作环境,加强通风;上班时穿防护衣服,戴口罩、护目镜和手套,避免吸入和接触致癌物质;上夜班的从业人员调整生物钟;定期进行体检。

（胡婷婷　铁　可　陈雨晴）

（二）关于化疗与护理

1. 什么是化疗?

化疗是化学药物治疗的简称,指用化学药物来抑制或者杀灭肿瘤细胞,通过不同的给药途径,比如口服、静脉注射、腔内注射等方法作用到机体内,从而达到治疗效果的全身性的治疗方法,是目前治疗肿瘤的主要手段之一。

化疗药物无特异性,它们在杀伤肿瘤细胞的同时又杀伤人体正常的组织细胞,尤其是杀伤人体中生长发育旺盛的血液、淋巴组织细胞等,从而使人体出现不同程度的不良反应。

2. 什么是化疗周期?

化疗并不是天天都要打针,都要治疗。但究竟应该什么时候给化疗药、什么时候不给化疗药,也是有严格要求的。在每次给药及其随后的停药休息期到下一次化疗开始用药的时间,称为一个化疗周期。也就是说,一个化疗周期,包括了给药期和休息期这两个部分。一般来说,化疗方案不同,化疗周期的长短也不同。但都有一个基本原则,即根据化疗药物的药物代谢动力学(药代动力学)特点和肿瘤细胞的增殖周期及人体恢复周期共同来制订化疗周期。通常从化疗给药的第1天开始计算,至第21天或第28天为一个化疗周期。

3. 什么是化疗间歇期?

在一个化疗周期里,化疗药并不是天天使用的。不管化疗周期的长短,每个周期里都会有一定的休息时间。这个休息时间称为化疗间歇期。间歇期是为了让人体在经过化疗药物的"打击"后,身体能够慢慢地恢复。被化疗药物损伤的一些重要脏器的功能,在间歇期也能得到恢复,以便更好地进行下一次化疗。

4. 化疗的目的有哪些?

化疗的目的主要有以下3个方面:

一是根治性化疗,主要是杀灭体内全部的肿瘤细胞以达到治愈肿瘤的目的。

二是术前新辅助化疗或诱导化疗,指在手术前或者局部放疗前先使用全身化疗,以达到肿瘤缩小、增加手术切除率、缩小手术范围或增加放疗疗效的目的。

三是辅助化疗,指在手术或局部放疗后,针对可能存在的微小转移或残留的病灶进行化疗,从而达到防止肿瘤复发和转移的目的。

5. 化疗药物只会破坏免疫力吗?

众所周知,化疗药物杀死癌细胞的同时,最大副作用就是杀死大量免疫细胞,所以说它破坏免疫系统是对的,但是,化疗药物并不会杀死所有免疫细胞,总会剩下一部分幸存的免疫细胞,对癌细胞还有点战斗力。好的化疗药物虽然不幸杀死了很多免疫细胞,但能激活剩下的精英,帮助它们更好地杀死癌细胞。比如,常见的化疗药物多柔比星,除了直接杀死癌细胞外,还能帮助免疫系统识别癌细胞。总之,有效的化疗药物能激活患者剩余的免疫系统对抗癌细胞,这才是它们临床有效,甚至治愈癌症的根本原因。不少有效的化疗药物都能激活免疫系统,是"免疫药物"。

"免疫疗法"最近红遍大江南北,它是靠激活免疫系统来治疗癌症的药物疗法。我们通常说化疗药一代疗法、靶向药二代疗法、免疫药三代疗法,这所谓的几代主要是根据概念出现的时间顺序,而不是疗效。

最近有些免疫药物表现很好,我们当然推崇,但不能因为化疗药物出现早就认为它一无是处。

6. 化疗药物是毒药还是救命的良药?

化疗
谣传(1)

随着生活条件的不断提高,大家对自身的健康越来越关注,而有关健康方面的谣言或者片面的观点也随之增多。近年关于癌症的预防和治疗众说纷纭,有的半真半假,有的纯属谣言,究竟哪些信息是可信的?

化疗是化学药物治疗的简称,是利用化学药物阻止癌细胞的增殖、浸润、转移,直至最终杀灭癌细胞的一种治疗方式。第一个化疗药物确实是由生化武器改造而来,但它是经过严格科学验证的。

最开始的化疗药物出现在 20 世纪 40 年代,来自世界大战中的生化武器:芥子气。美国当初为了研究芥子气致死原理,派科学家去研究被这种毒气杀死的人,结果发现无一例外,这些人体内淋巴细胞几乎全部被破坏。不过耶鲁大学的 2 名药理学教授认为:既然芥子气能杀死正常淋巴细胞,是否也能杀死淋巴癌细胞呢? 能否改进芥子气,然后用于治疗淋巴癌和白血病呢?

果然,经过临床试验结果证明,芥子气改进后得到的"氮芥"类化疗药物,对淋巴癌、白血病等有不错的疗效,因此直到今天还在用。

可见,芥子气之所以被用于尝试治疗淋巴癌,并不是胡乱抓一个毒药来尝试,而是建立在它能高效杀死淋巴细胞的客观证据上。"氮芥"作为化疗药物的鼻祖出现,固然有一定意外的因素,但其背后每一步都是有科学依据的。在它之后出现的其他化疗药物,绝大多数也都经过了严格的科学与临床论证,比如砒霜治疗某些白血病效果也很好。

化疗药物的使用剂量和用法是治疗的关键。氮芥、砒霜用多了是杀人毒药,用的适量则是救命的良药。知其然,知其所以然,才是科学认知的根本态度。

7. 单靠化疗就能"治愈"癌症吗?

很多癌症早已不是绝症,癌症的存活率在过去几十年中有了非常明显的变化。科学家和医生一般不喜欢用"治愈"这个词,但可以放心地说,长期带癌生存是很常见的。

不同癌症生存率大幅提高的原因不一样。其中,乳腺癌、前列腺癌、肠癌的防治进步主要是因为早期筛查技术,更好的手术和新型药物的使用;但对睾丸癌、白血病和霍奇金淋巴瘤来说,则几乎全部归功于化疗药物! 从现在的 5 年存活率(美国)来看,睾丸癌是 98%,霍奇金淋巴瘤是 85%,儿童急淋白血病是 85%。对于这些患者来说,化疗是最主要的治疗手段,很多时候,仅仅靠化疗,患者就可以存活超过 20 年,可以说是临床意义的治愈。

化疗
谣传(2)

8. 化疗对肿瘤是无效的吗?

癌症是个顽疾,单靠化疗乃至任何药物就治愈的癌症患者还是少数。更多的时候,尤其是对晚期癌症的治疗,现实的目的是延长患者生命,特别是有质量的生命,而并非治愈。由于不切实际的希望,有人因为化疗没能治愈癌症,就得出"化疗无用论",这是不公平的。

对于很多癌症,化疗虽然不能治愈,但能显著延长生命。一方面,这让患者有机会和家人朋友一起完成更多心愿,能够有较高的生活质量,另一方面,让患者有机会达到"带瘤生存"状态,有机会等到新的更好的疗法出现。

9. 化疗药物都差不多,医生都是随便用的吗?

临床化疗药物或化疗方案的选择,一是应有权威指南作为依据的,二是需要结合患者的具体情况而制定的,绝非随意选用。制定方案主要根据以下几个方面。

(1)根据患者的病理诊断和分期。不同病理细胞类型对化疗药的敏感性不同,不同的病理分期决定了不同的治疗目的,显然应选择不同的药物和剂量。

（2）根据肿瘤细胞的分裂周期。化疗药主要分成两类，一类叫细胞周期特异性药物，一类叫细胞周期非特异性药物。这两类药具有各自不同的特点，把这两类药进行有机地组合，则作用的效果增强，能对不同周期时段的细胞起最大的杀伤效果，这些药物的组合，能达到 1+1>2 的效果。

（3）根据患者的身体情况选择化疗药物。

（4）化疗方案的选择同时需考虑患者或家属的意愿及经济情况。

（5）选择化疗方案时，还需要考虑后续治疗方案的安排，就像打仗一样，需要反复推演，设防部署地排兵布阵，以确保达到作战目标。

所以说，医生对化疗药物的选择是经过深思熟虑、经得起推敲和患者或家属详细沟通过的选择，而不是"差不多""随意使用"。

患者和医生共同的敌人是疾病，两者是"战友"关系，战友间的相互信任，是战胜肿瘤君的重要保障。对于道听途说的一些信息，如果有疑问，可以在合适的时间向医生询问、求证。误信流言，耽误了病情，受损失最大的还是患者本人。我们的目标是医患携手，粉碎"谣传"，一起打跑肿瘤君！

10. 化疗药物有哪些分类?

目前化疗药物的种类有烷化剂、抗代谢药、抗肿瘤抗生素、植物类抗肿瘤药、激素、杂类及金属类抗肿瘤药、免疫制剂等。

（1）烷化剂：烷化剂直接作用于 DNA 上，防止癌细胞再生。此类药物对慢性白血病、恶性淋巴瘤、霍奇金病、多发性骨髓瘤、肺癌、乳腺癌和卵巢癌具有疗效。

烷化剂主要有白消安、顺铂、环磷酰胺（癌得星）、氮烯咪胺、异环磷酰胺、二氯甲二乙胺（盐酸氮芥）和苯丙氨酸氮芥。

（2）抗代谢药：抗代谢药干扰 DNA 和 RNA 的合成，用于治疗慢性白血病、乳腺癌、卵巢癌、胃癌和结直肠癌。

抗代谢药主要有 5-氟尿嘧啶、甲氨蝶呤、阿糖胞苷和环胞苷。

（3）抗肿瘤抗生素：抗肿瘤抗生素通过抑制酶的作用和有丝分裂或改变细胞膜来干扰 DNA 合成。抗肿瘤抗生素为细胞周期非特异性药物，广泛应用于对癌症的治疗。

抗肿瘤抗生素主要有博来霉素、放线菌素 D、红必霉素、阿霉素和黄胆素。

（4）植物类抗肿瘤药：植物类抗肿瘤药都是植物碱和天然产品，它们可以抑制有丝分裂或酶的作用，从而防止细胞再生必需的蛋白质合成。植物类抗肿瘤药常与其他抗肿瘤药合用于多种肿瘤的治疗。

植物类抗肿瘤药主要有长春碱、长春新碱、三尖杉碱、足叶乙甙和威猛。

（5）激素：皮质类固醇激素用于治疗淋巴瘤、白血病和多发性骨髓瘤等癌症。当激素用于杀死癌细胞或减缓癌细胞生长时，可以把它们看成化疗药物。

（6）杂类：铂类抗肿瘤药物进入人体干扰有丝分裂及 DNA 的复制，从而发挥抗肿瘤的作用。免疫抑制剂可以刺激癌症患者的免疫系统更有效地识别和攻击癌细胞，属于特殊的化疗范畴。

到目前为止，使用化疗能显著提高生存率的癌症有急性白血病、恶性淋巴瘤、儿童癌症、睾丸肿瘤、乳腺癌等。

11. 化疗药物的给药途径有哪些?

化疗药物的给药途径包括以下几种。

化疗途径

（1）口服给药：口服是一种方便的给药方法，药物需装入胶囊或制成肠溶剂以减少对胃肠道黏膜的刺激，并防止胃酸对药物的影响。如卡培他滨、替吉奥、吉非替尼等。

（2）肌内注射：肌内注射用于对组织无刺激性的药物，选择长针头深部注射，以利于药物的吸收。如博来霉素、平阳霉素等。

（3）静脉注射：静脉注射是化学给药的主要途径，大多数的化疗都是静脉给药的。如铂类、植物碱类、氟尿嘧啶类。

（4）腔内注射：主要用于癌性的胸腔积液、腹腔积液、心包积液等。腔内注射后应在医务人员指导下更换体位，使药物最大限度发挥作用。如铂类、博来霉素。

（5）椎管内注射：将化疗药物通过腰椎穿刺或脑室装置给药。

（6）动脉插管给药：目前主要应用在介入治疗，如将药物经动脉直接注射到肿瘤部位（经动脉栓塞、灌注化学治疗）。

12. 口服化疗药物注意事项有哪些?

口服化疗药物使用方便，但是也会有恶心、呕吐、皮疹等不良反应，请注意以下几点。

（1）遵从医护人员给予的用药指导，严格按照药品剂量（单次用药剂量）、服药途径、服药频率（一天服用次数）、服药时间（持续服药或暂停使用）、服药间隔时间、是否空腹服用、服药时不能吃的食物或中草药等要求用药。

（2）遵医嘱服药，保证药物疗效和用药安全，不能任意增减药量或自行停药。

（3）其他伴发疾病，如高血压及糖尿病等，请务必事先告知医师正在服用的药物，避免药品之间及药品与食物的交互作用，影响疗效或危害健康。

肿瘤防控全方位

（4）遵医嘱定期做血液或尿液等检查，有异常及时报告医师做适当处置。

（5）按时服药，若忘记服药时则略过一次，依原定时间遵医师指示正确服药，不可一次服用 2 倍剂量，并于复诊时告知医师。

（6）如果服药后即发生呕吐及时告知医师，确认是否需补服剂量，可遵医嘱先服用止吐药再服用口服化疗药品。

（7）口服化疗药品需整片吞服，切勿咀嚼，亦不可碾碎或分开胶囊，取用时请使用手套或将药品倒入小药杯，避免皮肤接触，服药后洗手。

（8）化疗药品标识清晰，存放于适当处，并与其他药品分开放置减少污染，未服用完的药品应拿回医院回收处理，切勿随意丢弃。

13. 静脉化疗时如何选择静脉通路？

由于外周细小静脉血流速度较慢，输入刺激性药物时血液不能及时稀释，致使刺激性药物停留在周围血管内的时间较长，血管内局部药物浓度过高，从而导致血管内皮损伤，造成静脉炎、血栓、药物外渗等并发症。静脉化疗时根据治疗用药的性质来决定静脉通路，刺激性小的药物可以在溶解后从外周静脉输入；如果疗程中有刺激性药物，且治疗周期长，均需使用中心静脉导管给药。如长春碱类、表柔比星、铂类。中心静脉导管有 CVC、PICC、PORT 等。

（1）刺激性比较小的药物经过溶解后可直接注入周围静脉，注药时要确保针头在血管内。临床上为预防周围静脉用药时化疗药物外渗，应选择粗直弹性好的静脉，使用浅静脉留置针，用药前后输注少量生理盐水。

（2）刺激性较强的化疗药物，化疗时一般要留置中心静脉导管或经外周中心静脉穿刺。中心静脉导管是指经皮肤直接自颈内静脉、锁骨下静脉和股静脉进行穿刺，并沿血管走向直至中心静脉（上腔静脉或下腔静脉）导管（CVC）。经外周静脉穿刺中心静脉置管是指经外周静脉（贵要静脉、头静脉、肱静脉等）穿刺置入，导管头端被送到上腔静脉或者下腔静脉的导管。

（3）植入式静脉输液港（port）即植入式中央静脉导管系统，它是一种可植入式、皮下、长期留置体内的输液装置。它是一种新型的输液管路技术，该技术将导管经皮下穿刺置于人体中心静脉中，将另一端的穿刺座留置在胸壁皮下组织中缝合固定。治疗时将针经皮穿刺进入穿刺座的储液槽，即可以进行注射。适用于长期连续输液、高浓度化疗药物输注、完全胃肠外营养及血液制品的输注。

14. 浅静脉留置针的注意事项有哪些?

临床上会有一些患者因为经济问题或中心静脉导管后期无法维护等原因而要求使用外周浅静脉给予化疗。为尽最大可能减少对血管的伤害,护士应采取以下措施。

(1)浅静脉留置针穿刺时护士应避开关节处,减少套管针在血管内来回移动,以减少对血管内壁的机械损伤。

(2)选用较粗的静脉和较细的留置针,减少套管与血管内壁接触的机会。敷贴妥善固定。消毒时碘酒、酒精不宜过多,待干后穿刺,避免引起化学刺激。

(3)使用血管刺激性药物前后用生理盐水冲管,高渗性液体如20%的甘露醇、营养液、脂肪乳及缩血管药物易引起静脉炎,留置时间要短。而类似长春瑞滨这样的强刺激性的药物是一定要避免外周静脉输入。

(4)普通药物静脉滴注,留置针使用时间为 72~96 小时。

15. 中心静脉导管留置期间有哪些注意事项?

CVC 的使用避免了刺激性药物对外周血管的伤害,杜绝了化学性静脉炎的产生。但是,因为其留置时间长,也会有感染、脱管、堵管、渗血、机械性静脉炎的发生,为保证中心静脉导管的安全留置,请注意以下几点。

(1)根据置管部位的不同采取合适的体位,当出现咳嗽、呕吐、体位改变时,要用手按住置管部位。

(2)保持穿刺处皮肤清洁、干燥、无渗出,注意观察穿刺点局部是否有出血及渗液情况,如果有,则及时找护士处理。如果没有,也要每周至少维护一次,每次维护包括冲管、更换敷贴及接头。

(3)置管侧肢体不宜做剧烈活动,穿、脱衣服及变换体位时防止导管牵拉或脱出。

(4)穿刺点出现肿胀、疼痛、发痒等问题时,应立即与医护人员联系。

(5)用中心静脉导管进行静脉输液时,防止输注液体滴空。

(6)如发现敷贴卷边、松动、脱落时,应立即通知护士给予更换。

(7)中心静脉导管拔管后患者最好平躺,局部按压 30 分钟,拔管后 24 小时内用无菌纱布覆盖,如有头晕等不适及时报告医护人员。

16. 经外周静脉穿刺的中心静脉导管有哪些注意事项?

经外周静脉穿刺的中心静脉导管(PICC)是较 CVC 留置时间更长的中心静脉导管(具体留置时间参考患者疗程和导管说明书,一般 PICC 导管说明书留置时间最长为 1 年),由于导管材质柔软,也容易发生感染、脱管、堵管、渗血等并发症,并且会因为太大的拉力发生导管断裂,为保证导管的安全留置,请注意以下几点。

PICC 注意事项

(1)携带 PICC 的患者可从事日常工作、家务、功能锻炼,带 PICC 的一侧手臂避免提过重(5 千克)的物品,不能做引体向上、托举哑铃等持重锻炼。

(2)妥善固定 PICC 外露部分,以免导管损伤或脱管。可用松紧适宜的网套罩住上臂外侧。

(3)携带 PICC 可以淋浴,淋浴前使用干燥毛巾包裹 PICC 贴膜处后,再用保鲜膜在干燥毛巾处包裹 2～3 圈,上下边缘要粘贴紧,淋浴后检查贴膜下有无浸湿,浸湿后立即更换敷贴,避免盆浴、泡浴。

(4)治疗间歇期每周维护 PICC,包括冲管、更换敷贴及接头,维护时保证环境清洁,由专业护士维护。

(5)如果敷贴过敏,使用通透性更高的贴膜(纱布)时,要缩短更换时间,预防 PICC 导管滑脱。一旦滑脱应立即用无菌敷料按压,并检查导管是否完整。

(6)非耐高压的 PICC 导管做造影检查时,提醒医生千万不要通过导管高压推注造影剂,因为可能会导致导管破裂。

(7)居家时应观察的内容:①观察 PICC 穿刺点局部是否清洁干燥,敷贴有无卷曲、松动;②穿刺点周围皮肤有无发红、肿胀、疼痛,有无渗出;③观察导管接头有无松动脱落,导管体外部分有无打折和破损。

17. 静脉输液港留置期间有哪些注意事项?

输液港

静脉输液港是根据需要可以在身体内留置十几年的中心静脉导管,它的港体和导管完全在皮下封闭,在治疗间歇期皮肤上是没有任何输液装置的,可以泡澡,生活质量更高。输液港必须由专业人员维护,其留置期间应注意如下事项。

(1)港体置入囊袋伤口痊愈后,可以洗澡,日常生活如常。埋藏港体部位避免外力撞击。

(2)静脉输液港处出现红、肿、热、痛及破损要及时就医。

(3)治疗间歇期每 4 周入院冲管一次,需使用专门的无损伤针。

(4)输液港必须由经过专业培训的医护人员进行维护。

18. 化疗前的准备工作有哪些?

(1)心理准备:医护人员会在治疗前告知患者化疗方案、所用化疗药物的相关知识、不良反应的预防与应对措施,使患者做到心中有数,尽量保持心情舒畅避免紧张。患者可以配合听音乐、冥想等方式以消除紧张心理。

(2)休息与营养:化疗前每天要保证足够的睡眠时间,一般成人一天睡眠时间不少于8小时;饮食注意菜肴色、香、味的搭配,变换花样,保证足够的蛋白质摄入量,进食富含维生素、易消化食物,多食水果和蔬菜,少吃油炸食物。

(3)遵医嘱行必要的检查:如血常规、肝肾功能、心电图、B超、胸片等,必要时做CT或磁共振等检查。

(4)注意个人卫生:保持身体和口腔清洁,如有口腔溃疡、牙周炎等口腔疾病,应治愈后再进行化疗。

19. 化疗期间患者应注意哪几个方面的问题?

(1)根据药物性质选择合适的静脉给药途径,刺激性药物应使用中心静脉导管。

(2)外周静脉输注化学药物前,请先如厕,减少输注过程中活动。妥善固定针头及输液器,避免牵拉以防脱出,一旦输液器脱出,请立即通知护士正确处理。

(3)若注射部位有针刺感、红肿、烧灼感、疼痛等症状时,请立即告知护士,根据药物性质,进行冷敷或热敷。若要离开病室,请暂时停止化疗。

(4)保持室内空气清新,定时开窗通风,避免室内有不适的气味。少量多次进餐、饮水,避免过饱。

(5)关注化疗药物的作用及不良反应,如出现皮肤损害,应加强对皮肤的保护,禁止使用刺激性的洗涤用品;若出现皮炎、色素沉着,不要抓挠局部或者乱涂药膏;如出现脱发,要加强保护头皮,防止暴晒。

20. 患者化疗期间的护理要点有哪些?

严格遵医嘱使用化疗药物,使用前要仔细阅读药物说明书,注意药物的配置溶质、浓度和药物之间的配伍禁忌,现配现用,使用中注意滴速,有特殊要求的严格按照说明书滴注。化疗期间要定时检查血象和肝、肾功能,及时针对性处理不良反应。化疗一般按照周期计算,每个周期之间有个休养期,以便患者的身体得到复原。化疗药物在杀死癌细胞的同时,也会损伤身体的正常细胞,所谓杀敌一千,自损五百,化疗会产生一些副作用。

(1)骨髓细胞、毛囊细胞、消化道细胞和生殖细胞是最会受到化疗药物影响的。但是多数影响是短暂的,会在化疗结束后逐渐消失。如果副作用比较明显,比如发热、感染、脱发、呕吐等,可以使用药物来对抗这些副作用。

(2)化疗会降低白细胞数量,使患者容易受到感染,常见的感染包括感冒、发热等。要及时添加衣物,注意个人卫生,勤洗手,避免到人多拥挤的地方,外出时戴口罩。当出现发热、口腔溃疡、咽喉部疼痛,身体任何部位的肿胀不舒服,要及时告知医生。

（3）化疗后会恶心、呕吐，一般医生会给予止吐药物。饮食上要注意清淡，避免吃辛辣刺激和油腻食物，少量多餐。

（4）有些化疗药物会导致脱发现象，大多是暂时的，化疗结束后还会生长出来。脱发期最好剪短发，用温和的洗发水洗头发，不要染烫头发，需要的时候佩戴假发。

（5）多次静脉输注化疗药物会使静脉变硬，有的会有红、肿、痛等表现，这是发生了静脉炎，要及时告知医护人员。化疗药物对组织的刺激性大，不可外渗到血管外，严重的甚至会造成坏死。PICC 是化疗常选择的方法，可以有效避免静脉炎和药物外渗的发生，并且减少病人反复穿刺的痛苦，但是也会有增加血栓等不良反应的危险，注意多饮水，坚持锻炼上肢，预防血栓形成。

（6）化疗期间禁止饮酒，使用其他药物包括中成药等在化疗前要告知医生，以免影响药物的作用和产生不良反应。

（7）化疗期间的饮食没有特别的限制，可以根据患者的口味选择，营养均衡好消化的食物，避免对胃肠道的刺激。食物要新鲜卫生，煮熟了以后食用，以免造成感染。

（8）化疗的疗程通常在半年左右，治疗过程可能漫长不容易，化疗期间和医生保持密切联系，与家人、医护一起克服遇到的问题。

21. 化疗患者的饮食护理有哪些?

（1）化疗期间，既要营养丰富，又要保持清淡，以软、烂易消化的食物为主。

（2）正在呕吐或者想呕吐时，不宜进食。

（3）当胃口差时可以少食多餐，进食少渣半流质或少渣软饭菜，忌食油腻、难消化的食品，也可以请主管医师给予药物帮助。

（4）为防止骨髓抑制引起的白细胞下降，要注意增加营养，可适量进食如鸡、鸭、鱼、肉等（宜选用煮、炖、蒸等方法烹制），也可选择含铁较多的食物如动物肝脏、腰子（肾）、心脏、瘦肉、蛋黄、菠菜、芹菜、番茄、杏子、桃子、李子、葡萄、红枣、菠萝、杨梅、橙子、柑橘、柚子和无花果等。还可选用炖乌鸡、花生等补血。

（5）为防止便秘，要多吃蔬菜和水果，多饮水。火龙果、猕猴桃、香蕉等可以帮助通便。如果饮食调整仍不能保证正常排便规律，可以请主管医生给予通便药物。

22. 化疗间歇期应注意什么?

(1)保持良好的心态,维持稳定情绪,如出现不良反应,及时报告医师并遵医嘱处理,使疗效达到最好。

(2)合理安排饮食,进食清淡、富营养、易消化的高蛋白、高热量、高维生素饮食。多进食时令新鲜蔬菜和水果。饮食搭配注意色、香、味,以增进食欲。忌食油腻、辛辣刺激、腌制熏烤及难消化的食品,保证营养供给。

(3)少量多次饮水,促进化疗药物排泄,减轻药物对肾的损害。

(4)规律生活,劳逸结合,睡眠充足,适当锻炼,预防感染,增强机体抵抗力。

(5)因为化疗药物具有致突变、致畸变的作用,因此女性肿瘤患者在接受化疗期间应避孕。

23. 化疗常见不良反应有哪些?

化疗药物在杀伤癌细胞的同时会损伤正常组织细胞,所以会出现不同程度的不良反应,主要包括:①静脉炎;②胃肠道反应,如恶心、呕吐、腹泻、腹胀、便秘等;③骨髓抑制,表现为白细胞、血小板、血红蛋白不同程度的降低;④癌因性疲乏;⑤黏膜反应,如口腔炎、肛周炎;⑥神经毒性反应;⑦过敏反应;⑧脱发;⑨心、肝、肾等脏器功能损害。

24. 如何减轻静脉炎?

(1)静脉炎是由于各种因素造成血管内壁的刺激,引起血管壁发炎。

(2)化疗时选择静脉通路时根据药物的性质来选择,刺激性药物最好使用中心静脉导管。

(3)外周静脉留置针输注化疗药物时要注意观察穿刺处是否疼痛、是否液体外渗。如果发现疼痛、鼓包等要及时告知护士处理,以免引起局部皮肤坏死。

(4)一旦出现静脉炎要及时告知护士,需要根据静脉炎的类型与具体的病因给予处理,主要是热敷、理疗、中药外敷等。

25. 化疗期间怎样预防口腔黏膜炎?

化疗常见的消化道反应包括口腔咽喉炎、恶心、呕吐、腹泻、便秘等,做好预防,有些反应可以避免或减轻。口腔黏膜炎多出现在长期大量使用氟尿嘧啶类药物时,应从以下几点做好防治。

(1)化疗期间多饮水,每日饮水量至少 2 500 毫升,以减轻药物毒性反应。

(2)食用高蛋白、高维生素及含糖类丰富的食物,如牛奶、蛋、虾、鱼、肉

减轻反应

类、豆制品、蔬菜、水果等,少量多餐;避免食用刺激性食物,如酸、咸、辣及粗糙食物,不用过多的调味品,禁烟酒。

(3)注意口腔卫生,养成餐后刷牙漱口的习惯,使用软毛牙刷刷牙,遵照医生的指示使用合适的漱口液正常含漱口腔,也可咀嚼冰块、口香糖或薄荷糖。

(4)如果出现较重的口腔溃疡,医生会根据具体情况做出相应处理。

(5)尽量避免佩戴口腔器具,及时治疗牙龈炎、龋齿等口腔疾病;化疗前建议先去口腔科做详细检查以确保口腔卫生,如有口腔溃疡、脓肿、牙周炎等,治愈后再行化疗。

26. 怎样预防恶心、呕吐的发生?

恶心和呕吐是化疗常见的不良反应,往往在用药后 1~2 天发生,要有心理准备,做到以下几点,能够减轻恶心、呕吐。

(1)恶心、呕吐严重的患者,可遵医嘱服用止吐药,还需要注意休息并尽可能减少活动。

(2)饮食上宜给予清淡、易消化的食物,少食多餐,注意调整食物的色、香、味。

(3)避免吃过甜、过油腻、辛辣、气味难闻的食物。食物不宜过热,可进冷食,以减轻气味。保持口腔清洁,增进食欲。已出现呕吐的患者要灵活掌握进食的时间,改善进餐环境,鼓励患者与家人进餐。也可口含生姜片,起到辅助止吐功效。

(4)当患者有恶心感时,可多做深呼吸,分散注意力,如看电视节目、读书、听音乐、与家人聊天等,同时保持室内空气清新无异味。

(5)穴位埋豆、按摩:内关穴有宽胸、利气、降逆、止呕作用,足三里为胃肠合穴,以豆籽贴于内关、足三里穴,通过按摩刺激穴位,可达到减轻胃肠道反应,增强机体抵抗力,同时转移患者注意力的目的。此方法应在有经验的中医指导下完成。

27. 化疗期间发生腹泻怎么办?

使用氟尿嘧啶、伊利替康等药物时,由于增殖比较旺盛的肠黏膜细胞受到化疗药物损伤易引起腹泻。应注意以下几点。

(1)如果出现水样便或稀便每天超过 3 次,要通知医生并行止泻治疗。可给予思密达(蒙脱石散)、易蒙停(洛哌丁胺),并适当补液以补充丢失的水分和电解质。

(2)饮食调整:进食高蛋白、高热能、低渣饮食,避免对胃肠道有刺激食物,如酒、辛辣、过热、过凉、油腻等食物,梨、香蕉等易致腹泻的瓜果。每天至少进食 2 500 毫升流质,保持电解质的平衡,严重腹泻时,在医务人员指导下安排饮食。

（3）如果出现乏力、疲劳或血钾下降,宜食补高钾食物,如比目鱼、芦笋等、橘子汁,或遵医嘱口服氯化钾液体、补达秀等药物。

（4）肛周皮肤护理:每次排便后用温水清洗肛门,软纸轻轻吸干,表面涂软膏,促使皲裂愈合;局部使用麻醉药解除肛区疼痛;可用高锰酸钾洗液坐浴等。

28. 怎样预防化疗引起的便秘与排便困难?

便秘是指排便次数减少,每 2～3 天或者更长时间 1 次,无规律性,大便干结,常伴排便困难。

化疗药物大多对消化道有毒性作用,主要表现为恶心、呕吐、腹泻、便秘、腹痛,其产生原因为大剂量化疗药物对消化道黏膜的直接刺激作用,对中枢化学感受器的作用和对自主神经系统的作用等。临床中应用的止吐药常有便秘的不良反应。化疗患者由于体质虚弱,活动减少,进食减少,因此肠管缺乏机械性的刺激而产生便秘。

当患者出现便秘时,应注意以下几点。

（1）适当运动:在病情允许的情况下,可离床活动,如果身体状况许可,应尽可能做一些力所能及的家务事,力争生活自理。这样不仅可增加胃肠道的蠕动,也可调节心情,分散紧张的情绪,改善生活的氛围。

（2）按摩腹部也可帮助排便:方法为每天起床及睡前平卧,从腹部至下腹部按顺时针方向进行按摩 30 次,刺激穴位以调整健康状态。指导患者进行定时排便锻炼。嘱患者每日早餐后排便,即使无便意也应定时蹲便,以养成定时排便的习惯。在模拟排便过程中,患者应将双手压在腹部,做咳嗽动作,以增加腹压,促进排便;同时应集中精力,不要阅读报纸或做其他事情,养成良好的排便习惯。

（3）饮食指导:指导患者进清淡易消化饮食,少食多餐,同时增加食物花样,以增进食欲。多食用富含维生素 A、维生素 C、维生素 E 的新鲜蔬菜、水果及含有粗纤维的糙米、豆类等食物,以增加肠蠕动。适当进食有润肠通便作用的食物,如蜂蜜、芝麻、核桃等。鼓励多饮水,化疗患者饮水保证在每天 2 000～3 000 毫升,特别是每日清晨空腹饮凉水或温开水 1 杯。

29. 怎样做能避免过敏反应的发生?

许多抗癌药物和其他药物一样,可以因过敏引起多种皮疹,停药后可消失。而少数药物,如左旋门冬酰胺酶、紫杉醇、博来霉素(包括平阳霉素)、替尼泊苷可发生严重速发性过敏反应,出现胸闷、呼吸困难、喘鸣、皮疹、血管水肿、发绀、低血压、休克,抢救不及时可危及生命。

（1）在使用易过敏的药物前,医生会给予适量的抗过敏药物预处理,药物使用时也会通过心电监护观察血压、心率的变化。

（2）在输液时患者需要注意是否有皮肤瘙痒、皮疹、咳嗽、胸闷、头晕等,如果有,第一时间通知医护人员处理。

30. 如何减轻化疗引起的脱发？

化疗药物可诱导增殖旺盛的毛囊细胞快速凋亡,使生长期毛囊提前进入退行期,从而导致脱发。头发大量脱落是可逆性反应,化疗结束后头发可再生,而且治疗后再生的头发会较使用化疗药物前更浓密。低温使头皮血管收缩,减少头皮血流量,从而降低到达头皮的化疗药物总量,低温降低头皮毛囊细胞代谢水平,减少其对化疗药物的吸收,从而减轻毛囊细胞对化疗药物毒性的敏感性。使用冰帽可有效预防因化疗所致的脱发。

使用冰帽时应注意：

（1）预冷:冷藏室 3～5 摄氏度预冷 10 小时以上或者冷冻室-30～-15 摄氏预冷2 小时 以上。

（2）化疗前20～30 分钟开始佩戴冰帽,化疗过程中全程佩戴,化疗结束后,继续佩戴 20 分钟。

（3）佩戴冰帽过程中应注意监测体温,避免温度过低引起不适或冷冻性并发症的出现。

使用冰帽预防脱发的禁忌证:①恶性淋巴瘤、白血病、头皮肿瘤、冷球蛋白血症患者。②曾行头部放疗、使用神经系统毒性副反应药物（如奥沙利铂）治疗方案的患者。③头部皮肤有炎症及皮疹、神志不清、昏迷、血液循环不良、体温<36 摄氏度、既往有高血压病史的患者,需在医生指导下使用,密切注意血压情况。

31. 发生骨髓抑制后怎么办？

大多数化疗药物均会引起不同程度的骨髓抑制,常见于吉西他滨、顺铂、氟尿嘧啶等药物。主要表现为白细胞、红细胞、血小板减少,以及感染与出血。发生骨髓抑制后应注意以下几点。

（1）注意保暖和个人卫生,避免去人多的场所,以免增加细菌或病毒交叉感染的机会。

（2）保持口腔清洁,每天早晚刷牙漱口。

（3）血小板减少者常有出血倾向,注意有无牙龈出血、鼻衄、瘀斑等。

（4）定期检测血象,根据身体情况适当锻炼,使机体尽快恢复。

（5）避免室内干燥,鼻黏膜、口唇可涂液状石蜡防止干裂。

（6）用软毛牙刷刷牙,不可用力挖鼻孔,不要用牙签剔牙,不要用力打喷嚏等。

（7）大便干结不易排出,尤其有痔疮者一定要及时告知医生,及时处理。

（8）皮肤有出血点时应及时告知护士。

（9）注意多食红枣、枸杞、花生、红糖、桂圆等补血食物。

32. 出现神经毒性反应时该如何处理?

某些化疗药物可引起过敏反应或损害周围神经,患者表现为肢端麻木、瘙痒等,可伴皮疹。应从以下几点进行护理。

（1）如果症状不重,可以根据医生指示服用抗过敏药物治疗,比如氯雷他定、葡萄糖酸钙片、维生素 C 等。

（2）同时应多饮水,促进药物排泄。

（3）应避免搔抓,以免损伤皮肤,造成感染。

33. 如何处理心、肺、肾等脏器功能损害?

（1）阿霉素有心脏毒性,可引起左心衰竭,需心电图监测,注意脉搏的变化,有无气短、胸闷、心律不齐、下肢水肿等症状。

（2）博来霉素对肺的毒性表现为肺纤维化,注意有无咳嗽、咯血、肺部啰音及呼吸困难等。

（3）多数抗肿瘤药物由肾排出,当大剂量应用时,其代谢产物可溶性差,在酸性环境中,易形成黄色沉淀物,加之化疗患者由于瘤组织迅速崩解,易产生高尿酸血症,严重时,形成尿酸结晶,堵塞肾小管,导致肾功能衰竭。顺铂或卡铂可直接与肾小管细胞结合破坏肾功能。环磷酰胺由肾脏排出,若液体入量不足易引起出血性膀胱炎。因此对大剂量化疗患者应保持水化和尿的碱性化,以减轻药物对肾脏的毒性。采取以下措施预防肾损害:①每日摄入水量维持在 2 500～3 000 毫升,使尿量在 3 000 毫升以上,并给予碳酸氢钠和别嘌呤醇,抑制尿酸形成。②每次排尿后测其酸碱度,pH 值应大于或等于 6.5～7.0,如低于 6.5,需增加碳酸氢钠的用量。③准确记录出入量,如入量已够,尿量仍少者,给予利尿剂。

34. 化疗后疲乏怎么办?

癌因性疲乏主要包括躯体疲乏、情感疲乏和认知疲乏。①躯体疲乏:虚弱、异常疲乏,不能完成原来胜任的工作。②情感疲乏:缺乏激情、情绪低落,精力不足。③认知疲乏:注意力不能集中,缺乏清晰思维。

（1）药物治疗:应及时纠正病因,包括各种症状,如疼痛、恶心、抑郁、甲状腺功能低下、性功能低下、心肌病、肾上腺功能不全、肺功能不全、贫血、睡眠紊乱、水和电解质失衡、情绪困扰等,以及一些药物(如阿片类、抗抑郁药、止吐剂、抗组胺药)的镇静作用。因抑郁所致者则给予抗抑郁药,贫血时注射红细胞生成素或予以输血。

(2)运动锻炼:体育锻炼与疲乏呈负相关,运动可以在治疗期间或治疗结束后减轻疲乏程度。活动量要根据病情调节,循序渐进。进行有益的有氧锻炼,如散步、骑自行车、游泳等。

(3)心理干预:减轻压力,增加心理支持。严重者需进行抗抑郁药物治疗,症状较轻者,采取心理支持护理,鼓励进行情感宣泄,必要时给予言语安慰及精神支持。

(4)认知行为干预:自我缓解疲乏方式是睡眠、小憩、进食、静坐。此外,转移注意力能有效控制化疗带来的癌因性疲乏。听音乐、看电视、冥想等行为干预措施可使患者身心放松,消除紧张、焦虑的情绪,通过转移注意力及提高反应灵敏度来缓解疲乏症状。

(杨丰华 胡婷婷 贺瑞蕊 罗萌萌)

(三)关于放射治疗与护理

1.什么是放射治疗?

放射治疗(放疗)是利用高能射线杀死癌细胞并防止其扩散的一种有效治疗手段。低能的 X 射线常用于对人体进行透视或拍片,如对口腔内的牙齿或可能发生骨折的部位拍 X 射线片。对肿瘤进行放疗时所用照射剂量要比拍 X 射线片高得多。

2.放射治疗的方式有几种?

放射治疗可以通过外照射(放射源在体外对病变区域照射以杀死癌细胞)和内照射(放射源在体内,植入到肿瘤病灶内或放置靠近瘤灶)。有时医生会同时采用这两种放疗方式对患者进行治疗。

3.哪些患者适合做放射治疗?

研究表明,在肿瘤的治疗过程中,70% 的肿瘤患者需要做放射治疗,有时候一些肿瘤患者仅用放射治疗这一种方式就可获得治愈,例如鼻咽癌(早期)。放射治疗除用于恶性肿瘤的治疗外,还用于治疗一些良性肿瘤(如垂体肿瘤)及其他良性疾病。

4. 放射治疗对肿瘤细胞有什么作用?

高剂量的射线可以杀死癌细胞或抑制癌细胞的生长。放疗常用于:①治疗肿瘤,杀灭、阻止或减缓肿瘤的生长;②减轻症状,如果不能治愈肿瘤,放疗可以缩小肿瘤,减轻对邻近器官的压迫,从而缓解疼痛、失明、大小便失禁等症状。

放疗不会立即杀死癌细胞,会导致肿瘤细胞水肿、破溃、脱落、死亡。一般于放疗开始数天或数周后癌细胞开始死亡,并可持续到放疗后数周或数月。

5. 放疗对正常细胞有影响吗?

放射线不仅能够杀死癌细胞或减缓癌细胞生长,也能影响周围的正常细胞。正常细胞一般在治疗结束后能够恢复。但是当患者出现严重的不良反应时,医生通常会采取以下治疗措施。①降低照射剂量:这个剂量既要使正常细胞的损伤达到最小,又要足以杀死肿瘤细胞。②延长治疗时间或降低剂量、增加每日照射次数:患者每天放疗1次或每天放疗2次,但降低照射剂量,分次放疗的优点是在杀死癌细胞的同时,能够使正常细胞得以恢复。③暂时停止放疗:可使正常组织得以修复,但会影响治疗效果。一般不建议中途停止放疗。④使用保护性的药物:放疗的同时应用某些药物可以保护某个器官,如唾液腺。

6. 放疗能同时进行其他治疗吗?

可以,放疗常和其他治疗方式一起应用。①放疗和手术结合:术前放疗可使肿瘤缩小以利手术切除;术后放疗可杀死残存的肿瘤细胞;手术过程中放疗时,射线可以不用通过皮肤直接到达病灶。②放疗和化疗结合:在化疗之前或化疗中联合放疗,可以提高治疗效果;全身化疗结束后,可通过局部的放疗去杀灭残存的癌细胞。

7. 给我做放疗的工作人员有哪些?

将会有一群医务工作人员参与到您的放射治疗和护理,这些人组成您的"放疗团队"。他们一起工作,提供最适合您的放疗方式。"放疗团队"人员包括医生、护士、放疗技术员及物理治疗师。

(1)医生:放射肿瘤学专家,是一个专门从事放射治疗的肿瘤学专家。他制订您的放疗计划,决定您的放疗剂量,并帮您处理放疗后不良反应。他和物理治疗师、放疗技术员和护士密切合作。当您放疗结束后,医生将会定期对您随访,以评估放疗后远期不良反应及放疗效果。

(2)护士:护士在您放疗期间提供日常护理,与团队的其他成员一起工作。他会和您谈论放疗过程,询问您的放疗体验,并帮助您处理放疗不良反应。当您放疗结束后,护士可能会看望您并随访远期不良反应,评价放疗疗效。

（3）放疗技术员:他参与您的每一次放疗,为您在模拟机下摆位,确保您接收到医生为您制订的放疗剂量。

（4）物理治疗师:在您的管床医生把您的治疗靶区勾画好以后,由物理治疗师帮您制订放疗计划。

8.什么是外照射? 外照射多久一次?

外照射治疗也称远距离照射,是指应用医用机器,自体外远处发出射线穿过皮肤,照射肿瘤组织的治疗方式。治疗机器不直接与您接触,而在您周围旋转,从不同的方向发出射线。远距离治疗是一个局部治疗,射线只达到您身体的某个特定部位。如肺癌患者,只有肺部肿瘤才会受射线照射。

大部分患者每天放疗 1 次,从周一到周五,每周 5 次。根据肿瘤的病理类型和想要达到的治疗效果,总的放疗时间为 2～7 周不等。从第一次放疗开始到最后一次照射结束称为一个疗程。有时候可以每天放疗 2 次(超分割放疗)。如果这种方式更适合您,医生会与您谈论这种方式。这种放疗方式急性不良反应较多,晚期不良反应较少。

9.第一次外照射治疗前应做些什么?

在放疗之前,您会有 3～7 天的时间与您的管床医生或责任护士交流。在此时间里,您描述病史,您的管床医生给您做些体格检查或影像学检查,向您讲解外照射的优点、缺点及放疗期间、放疗后怎样照顾自己。然后由您决定是否采用外照射。如果您决定采用外照射,会给您安排制订放疗计划(也称为模拟计划)。在此期间:①您的管床医生和放疗技术师会明确您的放疗范围(也称照射野),也就是您身体要接受放疗的部位。您需要静静地躺在 X 射线机机床上,扫描出照射野范围,又称扫描定位。②放疗技术师会在您的皮肤上标记(用文身彩色墨水)照射范围。整个放疗过程您都需要保持这些标记线的清晰,小心别把它们弄掉了,如果它们消失或褪色要及时告诉您的管床医生并及时描画。放疗技术师也会根据这些标记确定您位置的准确性。在放疗结束后可以将文身彩色墨水清洗掉或者让它自然褪色。③必要时您需要一个体架模具。这个模具防止您在放疗时身体移动,也确保您每天都固定在同一个位置上。④如果您照射的部位是头,您需要一个头架模具。这个面模有小孔,当您放疗时,它使您固定在放疗机床上,防止您的头部运动,确保每次治疗时位置都一样。⑤如果体架或头架让您觉得不舒服,您可以和体模师或您的管床医生联系。

10. 放疗上机床后怎么配合?

穿一些舒适宽松的棉质衣服。因为治疗时您要把照射野露出来,所以穿容易脱下来的衣服。不要穿过紧的衣服,防止对放疗区域皮肤的摩擦,加重放疗区域皮肤的损伤。进放疗机房时不要佩戴任何首饰,具体流程如下。

放疗配合

(1)进入治疗机房。

(2)根据您的肿瘤位置,选择是坐在椅子上还是躺在放疗机床上。放疗技术师会用您的体架或面模为您固定体位。

(3)您需要安静地待在那,以使射线每次射到同样的位置。您不需要屏住呼吸,像平时一样正常呼吸即可。

(4)在放疗开始前,放疗技术师会离开机房去隔壁的房间操作机器,他可以通过电视屏幕或窗口看到您,并通过扬声器与您交谈,所以您并不孤单。如果您觉得不舒服一定告诉放疗技术师,他可以随时关闭放疗机器。放疗中您感觉不到也听不见、看不见、闻不见放疗射线的存在。

(5)每次治疗会持续 10～30 分钟,大部分时间用来给您摆位,放疗只需1～5分钟。

11. 远距离照射后体内会存有放射性吗?

不会,外照射不会让您有放射性。您在其他人周围甚至婴幼儿及儿童面前,都是安全的。

12. 什么是内照射?

内照射也称近距离照射,是指使用微型放射性核素封装源来对肿瘤进行短程照射的放射治疗方式,这种治疗方式通过将放射源直接放置到待治疗部位内部或附近来实施放射治疗。

13. 近距离照射有哪些类型?

按植入方式分类:①插植近距离放疗是指将放射源直接植入肿瘤组织来实施照射。②腔内近距离放疗是指将施源器放入人体自身空腔内,贴近肿瘤组织从而实施照射。目前腔内近距离放疗最广泛应用于妇科恶性肿瘤。③管内近距离放疗是指将放射源放入人体管腔内去治疗其表面或邻近组织,比如食管、气管。④表面贴敷放疗是指将带有放射源阵列的施源器放置在皮肤或黏膜表面,通过设计放射源的排列方式来得到均匀的剂量分布。

按照放射源在人体放置时间分类:①暂时性置入是将放射源在植入位置放置特定的时间,达到所需的处方剂量后将放射源及施源器移除。②永久性植入是将放射源植入到特定肿瘤部位后永远保留在人体内。

按放射源剂量率划分可分为低剂量率、中剂量率、高剂量率。

14. 第一次内照射前该做些什么?

在放疗之前,您会有 1 ~ 2 天的时间与医生或护士交流。在此时间里,您描述病史,医生会给您做些体格检查或影像学检查,会给您谈到内照射的优点、缺点及放疗期间、放疗后您怎样照顾自己。然后由您决定是否采用内照射。

15. 内照射源怎么放进体内的? 管道或施源器在体内留多长时间?

内照射源通过一个很小的有弹性的导管置入体内。有时候放射源通过一个叫施源器的装置放入体内。如果您决定采用内照射,医生会在您身体的某个部位放一个管道或施源器。

一旦您的放疗计划制订完成,放射源会放进导管或施源器。放射源会保留在您体内几分钟、很多天甚至终生。放射源需要保留多久取决于您采用的哪种内照射方式、肿瘤类型、发生部位、身体状况及以前用过的肿瘤治疗方式。

16. 放射源在体内有什么危害?

放射源一旦放到您的体内,您的身体就会发出射线。当固体放射源在您体内,您体内的液体(尿液、汗液和唾液)不会发出射线。若是液体放射源在体内,您的体液有一段时间会发出射线。医生和护士会告诉您需要采取的一些安全措施。如果您受照射的剂量很高(例如:接受碘-131 治疗时),应该采取以下安全措施:①住在一个单人间病房里,以保护其他人不受您身体发出射线的危害。②接受护士或医院其他人的护理。他们会提供给您所需要的所有服务,但他们会离您远点儿,在房间门口和您说话,在此期间,您可以通过视频和外界联系,一般情况下,和您一起治疗的患者将会有 20 ~ 30人,大家也可以通过视频聊天,谈论自己的感受和不适,当然,您也可以选择安静地和自己待在一起,体验一次独处的美。

17. 您的看望者要采取哪些安全措施?

您的看望者需要采取以下安全措施:

(1)放射源刚放进体内时,禁止探望。

(2)进入您的房间前要经过检查。

(3)探望时间每天不超过 30 分钟。探访时间由使用的放射源类型和治疗部位决定。

(4)站在门口而不要待在您的房间里。

(5)未成年人和孕妇不能探访。

（6）当您离开医院时，您也要采取安全措施，如不要和别人相处太久。医生和护士会告诉您在家时需要采取的安全措施。

18. 施源器取出后怎么办？

导管或施源器取出前您可以吃些止痛药物避免疼痛。放置导管或施源器的部位几个月内都会非常脆弱。当导管或施源器取出后，您体内就没有射线了，对周围的人哪怕是小孩和孕妇都是安全的。1～2周内，您要避免剧烈运动，可咨询医生什么样的运动适合您。

19. 放疗时必须遵循特定的饮食吗？

放疗期间消耗您体内大量的能量，在此期间，您应该摄入足够的热量和蛋白质以维持您的体重。在饮食方面应注意以下几点。

（1）放疗一开始，就要注意调整饮食结构。宜清淡可口、易消化、富营养，最大限度地利用食欲，食欲较好时就多吃些。

（2）过甜、油腻、热烫、辛辣、气味难闻、含纤维素过多、坚硬不易嚼烂的食物，常会加重恶心，尽量少吃或最好不吃。纤维素多的麦片粥、麸皮面以及过冷过热的食物，易加速肠蠕动引起腹泻，应尽量少吃。韭菜、竹笋、山芋等也要少食。蔬菜可挑选嫩叶食用。

（3）最好不吃羊肉、狗肉和老鳖汤等属于热性的食物，也不要食用人参之类的大补食物。煎炸食物容易使人"上火"，也不宜多吃。

（4）要根据高热量、高蛋白、高维生素的原则安排膳食，要尽量做到饮食多样化，要在食品的花样和菜肴的色、香、味上下功夫。特别是头部放疗的，常有"口盲"症，舌部丧失味觉，此时应充分利用嗅觉以"香气扑鼻"的食物来刺激食欲。

（5）要少量多餐，并多喝温开水，以利积存于体内的肿瘤代谢毒素尽快排出。进食少的人，可按一天五六顿来安排饮食。进食疼痛剧烈的，餐前可服适量止痛药物或漱麻药减轻疼痛。

（6）宜食用容易消化的食物，如大米粥、煮挂面、软米饭、蒸蛋羹、豆制品等。滋润清凉的枸杞子、百合、绿豆之类，有利于生血的花生、红枣、赤豆之类，可常服食。

（7）要注意食物的加工。放疗头颈部易发生严重口干、咽干、口腔糜烂，造成咀嚼困难、吞咽疼痛。故最好把食物加工成容易咀嚼和吞咽的状态，如把肉类和蔬菜加工成肉酱和菜泥，并配以味美而营养丰富的汤类，以助吞咽。饭菜温度以偏凉为好。

（8）放射治疗会影响唾液腺的分泌功能，不仅使唾液分泌减少，而且变得稠厚，从而引起口中干燥。一般酸性食物可以增加唾液分泌，可常含吃山楂片;或用金银花、菊花和麦冬泡水喝也可起到滋阴降火,缓解口干的作用;当然如用西洋参煎汤或泡茶饮更佳。

(9)每周称量一次体重,观察放疗期间的体重变化,这是衡量营养摄入是否足够的最简便方法。若体重下降5%以上时,应请医生检查原因,以便重新制订营养计划,否则将难以坚持抗癌治疗。

(10)放疗结束后,"口盲"要持续1个月或更长时间才能恢复,口干症也许还会较长时间存在下去。因此多汤水饮食是必要的。另外,还应避免吃过烫食物及冷饮,避免对牙齿的损伤。平时常用淡盐水漱口,预防口腔炎症和溃疡的发生。放疗后,牙齿非常容易龋蛀,务必要注意口腔卫生,进食后漱口、刷牙。

20. 放疗皮肤损伤的表现有哪些?

放疗会损伤照射野皮肤,常见皮肤损伤的表现有以下几种。

(1)红斑:照射野的任何一处皮肤都会出现,皮肤上像是轻微的或重度的晒伤。

(2)瘙痒:照射野皮肤会出现瘙痒感,特别想揉搓它。揉搓反而引起很多问题,可能导致皮肤溃烂或感染。

(3)干裂、蜕皮:当照射野皮肤比平时干燥时会出现,像被太阳晒伤了一样。

(4)渗出、糜烂:射线杀死照射野皮肤细胞,如果破坏细胞的速度远大于新生的速度,皮肤会溃烂甚至形成溃疡。也可能会形成湿疹或感染。有褶皱或薄嫩的皮肤更容易发生,像臀部、耳后、颈部的皮肤。

(5)肿胀:照射野皮肤会出现水肿。

21. 放疗过程中为什么会发生皮肤损伤?

放疗会损伤皮肤细胞,当患者每日接受放疗时,皮肤细胞来不及增殖到放疗前水平,照射野的每一处皮肤都会出现损伤。

放疗开始几个星期后,皮肤就会出现变化。皮肤损伤一般在放疗结束后数周恢复。不过即使放疗结束了,照射野皮肤仍会改变,可能会变得越来越黑,变得更厚或干燥,对太阳光也越来越敏感,甚至还有发生皮肤癌的危险。外出时戴上帽子、穿上长裤长褂,避免在太阳下暴晒。

22. 怎样做能减轻和避免皮肤损伤?

为减轻或避免皮肤损伤,应注意以下几点。

(1)放疗期间要对照射野皮肤进行特别护理,不要揉搓,使用药膏轻柔地涂抹在照射野皮肤上。

（2）不要用温水冲洗或湿敷,保持放疗区域皮肤清洁、通风、干燥。

（3）使用医生或护士推荐的护肤产品。使用以下任何一种护肤产品之前都要先咨询医生:泡泡浴、粉、霜、除臭剂、脱毛膏、化妆品、石蜡油、软膏、香水、肥皂、防晒霜。

（4）保持空气凉爽湿润,这样皮肤会感觉良好。可以在房间里使用加湿器,使用时要谨遵说明书,防止细菌生长。

（5）穿柔软的棉质衣服,不要穿过紧的衣服,不要用紧腰带或穿连裤袜。

（6）每天都要避免皮肤接触阳光,即使阴天或仅在室外待几分钟,紫外线也会晒伤您。外出时,一定要戴宽大的帽子,穿长袖衬衣及长裤。询问一下医生,他可能会建议您用不低于 30 倍 SPF 的防晒霜。因为放疗结束后,皮肤仍会变化,所以放疗结束后您也要好好保护皮肤。

（7）避免胶黏带接触皮肤。照射野皮肤不要使用绷带、创可贴或其他类型的胶带。

（8）剃须前应询问医生或护士,照射野部位能否刮胡子,如果可以,使用电动剃须刀,不要用剃须乳液。

（9）直肠接受放疗也会出现皮肤损伤,尤其在排便后更糟,可以温水清洁肛门部皮肤或每天进行坐浴。保持局部的清洁干燥,衣裤每日更换。

（10）采用合适的药物进行防治:有些药物可以减轻某些皮肤损伤,像防止皮肤干燥发痒的乳液、抗生素治疗感染,或其他一些减轻肿胀的药物。

23. 怎样预防及护理放射性皮炎?

放疗是利用放射线杀伤肿瘤细胞的过程,放射线除了对肿瘤细胞有杀伤力,对于正常的细胞也会有损伤。因此,做体外放疗的患者,身体表面皮肤会受到损伤。皮肤损伤一般发生在放疗后的 2~3 周,首先接受放射治疗范围的皮肤会变红,与晒太阳后反应相似。其次皮肤出现干燥、发痒、轻微红斑、毛发脱落。随放疗时间加长,症状会逐步加重,如色素沉着、脱皮、红斑区皮肤疼痛。个别患者皮肤褶皱处出现湿性脱皮,甚至破溃。

为保证治疗的完整性,患者在进行放疗的过程中,要注意保护皮肤,预防皮肤受损。放射区域的皮肤应注意以下方面。①清洁:用温水轻洗,避免肥皂、化妆品、消毒剂的刺激。②避免破损:避免抓挠、蚊虫叮咬等。③注意防晒。

如发生放射性皮肤损伤,不要抓挠皮肤,以防皮肤破溃。当皮肤破溃时遵医嘱使用生理盐水清创,再使用皮肤保护产品促进皮肤愈合。

患者进行放疗,尤其是体外放疗时,对贴身衣服的选择尤为重要。在放疗期间,患者应选择柔软棉质、摩擦力小、尺寸宽大、吸水性好的衣服,而且应该注意在出汗后及时更换,保持衣服的清洁干燥。

24. 口腔损伤的表现有哪些?

放疗头部或颈部,可能会导致口腔出现如下问题:

(1)口腔破口或溃疡。

(2)口干、咽喉干。

(3)味觉改变。

(4)唾液黏稠。

放疗在杀死癌细胞的同时,也会损害正常的细胞,比如分泌唾液使口腔保持柔软和湿润的腺体细胞。

有些不良反应,比如口腔黏膜损伤,可能在治疗结束后就会消失。另外一些,比如味觉的变化,可能会持续几个月甚至几年。还有一些不良反应,比如口腔干燥,可能永远都无法恢复。

25. 怎样做能减轻口腔损伤?

减轻口腔损伤应注意以下几点。

(1)如果放疗头部或颈部时,至少在放疗前2周内,去口腔科检查牙齿,医生会检查您的牙齿和口腔并做一些必要的处理,以确保您的口腔在放疗前是健康的。如果在放疗开始前,没能接受牙齿的相关检查与治疗,要询问您的主治医师是否必要在放疗开始后抽空去做牙齿的相关治疗。

(2)每天坚持检查口腔:通过这种方式,可以尽早发现不良反应,如口腔创伤、白膜或感染。

(3)保持口腔湿润:要达到这个目的,可以白天不间断地饮水,食用生津药物或食物等。

(4)保持口腔清洁:每次用餐后和睡觉前要注意使用软毛牙刷刷牙,使用含氟牙膏;不使用含有酒精的漱口水漱口;如果牙龈有出血或破损的地方,要注意避过这些地方,但是其他牙齿要仔细清理干净;每隔 1~2 小时使用自配淡盐水(500 毫升温开水加 4~5 克食用盐)溶液漱口一次,口腔内有感染时,使用西吡氯铵漱口液或多贝尔液等漱口;如果您有假牙,要确保假牙与牙床适应得很好,并且要限制每天戴假牙的时间。

(5)如果您的口腔有损伤,在选择食物的时候要倍加小心,选择那些容易咀嚼并且容易吞咽的食物;进食的时候要细嚼慢咽;多吃湿润并且柔软的食物,如煮熟的谷物、土豆泥、炒鸡蛋等;湿润及软化的食物,像肉汁、酱油、清汤、酸奶,以及其他液体食物等;吃温度适中的食物。

(6)远离那些容易割伤、刮伤或者烧伤您口腔的食物,比如松脆的食品,土豆片或玉米片;过热的食物;辛辣的食物,如辣椒酱、咖喱菜和辣椒;酸性高的水果及果汁,如番茄、橙子、柠檬酸的水果和果汁以及葡萄柚等;牙签或其他锋利的物体；禁烟和酒。

（7）远离那些高糖的食物或饮品：含糖量较高的食品或饮品（如汽水、口香糖、糖果等）容易导致蛀牙。

（8）进行张口训练：只要不引起疼痛，每天您至少要进行 3 次张口训练，每次张口闭口不少于 20 次。

（9）服用合适的药物：询问医生或护士关于那些可以保护唾液腺体分泌、保持口腔湿润的药物。如果您的口腔某个部位受伤，要及时告诉您的管床医师或责任护士。有一些药品，如外用重组人酸性成纤维细胞生长因子，可以促进口腔黏膜的恢复；口含利多卡因配置液，可以帮助缓解口腔疼痛。

在放疗结束后，您要注意询问牙科医生需要多久做一次牙科检查及怎样照看好自己的牙齿与口腔。

26. 咽喉损伤有哪些表现？

放疗颈部或胸部时，会导致咽喉发炎和疼痛，这就是所谓的放射性咽炎和放射性食管炎。患者会有异物感、吞咽困难等不适。

放疗颈部或胸部时，不仅会杀死癌细胞，同样也破坏咽喉部的正常细胞。食管损伤程度取决于放疗剂量、是否同步化疗、是否吸烟喝酒等。

放疗开始 2～3 周会出现咽喉反应，放疗结束后 4～6 周，反应会减轻直到完全康复。

27. 怎样减轻和避免咽喉损伤？

减轻和避免咽喉损伤应注意以下几点。

（1）选择易于吞咽和湿润的软的食物，方便下咽消化，如牛奶、煮熟的谷物、土豆泥和炒鸡蛋等。

（2）饮用清凉饮品：用吸管品尝饮品，亦可饮用凉茶及绿茶减轻咽喉不适。

（3）少食多餐：每次吃少量食物易于消化，每天可以吃 5～6 顿。并注意食物色香味的搭配。

（4）饮食或喝水时，身体坐直头稍微前倾。进食后要坐着或站着至少 30 分钟以利于消化。

（5）注意食物的温度，不能过热或过冷。

（6）如果您出现咽喉问题，如吞咽困难、呛咳、吞咽疼痛，及时告诉医生，医生会给您一些药物如止痛药（0.9% 氯化钠注射液 250 毫升+利多卡因 5 支）减轻这些症状。服用康复新液可以促进咽部及食管黏膜的修复。

28. 怎样减轻和避免放疗引起的恶心、呕吐?

放疗可引起恶心、呕吐,或两者兼而有之。恶心是一种可以引起呕吐冲动的胃内不适感,常为呕吐的前驱感觉,但也可单独出现,主要表现为上腹部的特殊不适感,常伴有头晕、流涎、脉搏缓慢、血压下降等迷走神经兴奋症状。呕吐就是把胃内容物通过食管反流到口腔,并吐出的反射性动作。患者还可能会有干呕的情况,即使胃中是空的,也可能会一直有呕吐的冲动。

(1)避免恶心:防止呕吐的最好办法是避免恶心,要做到这一点最好的办法是选择那些易于消化的食物和饮品,像温软食物、苹果汁等。这样能够防止胃肠功能紊乱状态的出现。

(2)治疗前尽量放松:如果在每次放疗前都能尽量放松的话,会发现恶心的症状不会那么明显。您可以做一些自己喜欢的事放松自己,比如读书、听音乐或者其他安静的活动。

(3)吃饭和饮水的时间都要计划好:有些人喜欢在放疗前吃些东西,但有些人则不然。要揣摩自己吃饭和饮水的最佳时间。举例来讲,您可能会在放疗前的 1~2 小时内想吃一些饼干并且喝一些苹果汁,或者,在放疗前的 2~3 小时内不吃任何东西,您可能会感觉比较舒服。需要注意的是,在做头部放疗时在放疗前不建议吃东西,以免加重恶心、呕吐反应。

(4)要注意少量多餐:每天最好吃 5~6 顿,并且在进餐的时候要特别注意细嚼慢咽。

(5)选择食物或者饮品的时候要注意是温的或者凉爽的。

(6)要注意和您的管床医师和责任护士随时交流:医生可能会建议您在放疗 1 小时前吃一些特殊的食物或者另开一些药品以帮助您减轻恶心的症状。您还可以向管床医生或者责任护士要求用一些可以帮助您减轻恶心或者呕吐症状的药物。

29. 放疗为什么会引起脱发?

脱发是指部分或者全部毛发脱落的现象。放疗可以引起毛发脱落,因为它损害了快速增殖的细胞,如头发根部的皮肤细胞(毛囊)。放疗只损伤照射野内那一部分毛发,这与化疗是不同的,化疗可使全身范围的毛发脱落。例如,脑部放疗时,您的头发可能会部分或者全部脱落。但是如果做髋部的放疗时,阴毛可能会脱落,而头发却不会。

30. 脱发后头发还能再长吗?

毛发脱落这种现象可能会在第一个放疗周期结束后的 2~3 周内出现,照射野内的毛发可能会在 1 周内完全脱落,并且会在放疗结束后的 3~6 个月内恢复正常。但是,如果放疗的剂量过高,这部分的毛发可能永远都不会再恢复了。此外,重新长出来的毛发可能会跟以前的毛发有所区别,新长出来的毛发可能会更细,会比较卷曲,颜色会更深或更浅。

31. 怎样预防放疗脱发?

(1)要决定是否剃光头发,如果有心理准备,在您面对脱发时会更加从容。如果要剃光头发,要注意用电动剃刀,以防止刮伤自己。

(2)您也可以去买一顶假发,买假发最好在放疗开始前,这样,假发是否与您之前的头发更匹配,您能够清晰地看到。有些人喜欢拿着假发去让他们的发型师给出建议。一旦开始脱发,您会迫切地想戴上假发。但是要注意选择戴着舒服并且不会伤害头皮的假发。

(3)放疗期间不建议洗发,以防洗发水内的微量金属离子损害毛囊。

(4)不要使用吹风机、卷发器、发带及头发护理液,这些都会损伤您的头发,使头发易断易脱落。

(5)不要使用劣质的护发产品,如染发剂、烫发剂、摩丝或头油。

(6)头发脱落后,头皮会发紧,外出时应戴一顶帽子或围上头巾。不要待在温度过热或过冷的地方。远离炎热的阳光或寒冷的空气。

(7)头发有保温的作用,脱发后,会感觉寒冷,随时戴一顶帽子、头巾、围巾或假发保持温暖。

32. 急性放射性肠炎有哪些表现?

急性放射性肠炎是妇科肿瘤及肠道肿瘤放疗后最常见的放射性损伤,多发生在放疗期间至放疗后2个月内。由于肠道较其他组织对放射线的敏感性更高,所以盆腔放疗的患者急性放射性肠炎的发生率可高达70% ~ 80%。其表现多为腹痛、腹泻、便次增多、黏液脓血便甚至鲜血便。

盆腔、胃部和腹部受到照射时,射线会损伤大肠、小肠的正常细胞,引起肠蠕动的改变,导致腹泻。

33. 怎样预防急性放射性肠炎的发生?

放疗前后半小时勿进食,排空大小便,以降低胃肠道反应和肠道、膀胱受到的辐射剂量,降低组织的损害程度;穿宽大、柔软、吸水性强的纯棉内裤;大便时使用柔软便纸擦拭,便后用温水软毛巾沾洗肛周皮肤,保持清洁干燥,禁用碱性肥皂搓洗,不可涂擦对皮肤有刺激性的药物;如果出现腹泻,一定告诉医护人员,他们会帮助您处理,给您一些药物,如易蒙停、思密达等。

34. 放疗常见的泌尿系统问题包括哪些?

放疗前列腺或膀胱时会引起泌尿系统问题,是因为放疗损伤尿道和膀胱的正常细胞,引起炎症、溃疡和感染。常见的问题包括尿频、尿急、尿痛、膀胱炎、血尿、排尿困难、尿潴留、尿失禁等。

放疗开始 3~5 周会出现泌尿系统问题,放疗结束后 2~8 周症状会消失。患者应多饮水,每天饮用 2 000~3 000 毫升水,不要喝咖啡、浓茶等;如果发现泌尿问题,及时告诉医生,进行尿液检查,确保没有感染。如是感染引起的症状,医生会用药物治疗。

35. 放疗晚期不良反应包括哪些?

晚期不良反应是指放疗结束 6 个月之后发生的不良反应。晚期不良反应不常见但确实会发生。放射肿瘤学专家或护士给予随访护理至关重要。是否会发生晚期不良反应取决于以下几点:①放疗部位;②放疗剂量和时间;③在放疗前、中和后是否化疗。

常见的晚期不良反应有脑损伤、不孕不育、关节问题、淋巴水肿、口腔变化。

36. 出现脑损伤应该怎么办?

脑部肿瘤在放疗结束后数月或数年会出现不良反应,包括记忆力减退、计算能力下降和性格改变等症状。需要定期复查,如果有症状出现,要及时检查明确是因为肿瘤问题还是由于放疗的晚期不良反应。如果出现晚期不良反应,医生或护士会建议您进行物理治疗、言语治疗,可能还会建议您服用药物或手术治疗。

37. 关节损伤如何处理?

放疗可引起瘢痕组织,受照射的关节部位变得薄弱,关节运动受限,如下颌关节、肩关节或臀部,关节问题一般在放疗结束后数月或数年出现。平时应注意以下几点。

(1)多运动:运动会帮助您避免或治疗关节损伤,咨询医生或护士哪些运动对于您来说是安全的,注意观察关节问题的早期症状。

(2)做张口锻炼:详见头颈部肿瘤放疗患者功能训练操。

(3)做某些动作时疼痛,如把手举过头顶或把手插在后面衣服兜里,如果出现这些症状,理疗师会建议您进行一些练习减轻疼痛,增加力量。

38. 什么是淋巴水肿? 如何预防放疗性淋巴水肿?

淋巴水肿是指机体某些部位淋巴液回流受阻引起的软组织液在体表形

成的肿胀,多在手术清扫后或放疗后发生。如果您放疗过的那一侧上肢或下肢出现肿胀时,及时告诉医生或护士。

避免淋巴水肿需要做到以下几个方面。

(1)咨询您的医生或护士:询问他们您有无发生水肿的风险及怎样避免。他们会建议您做些练习、口服药物或穿压缩性的衣服。您也可以向理疗师咨询。

(2)小心护理您的上下肢。

(3)运动会帮助您避免或治疗水肿,咨询医生或护士哪些运动对于您来说是安全的。

(4)经常修剪脚趾、手指甲,不要破坏角质层。

(5)经常洗脚,穿棉质柔软的袜子。

(6)不要挤压双腿或胳膊,坐着时不要两腿交叉,不要把包放在放疗过的那一侧身体上,穿宽松的衣服,不要戴紧腰带。

(8)注意观察水肿的早期症状,如腿或胳膊有酸沉感、乏力,要及时告诉医生或护士。

39. 如何护理放疗引起的口腔损伤?

头颈部放疗后,口腔会出现一些晚期不良反应,如口干、龋齿或颚骨破坏。应从以下几点,进行防治。

(1)咨询牙医,放疗结束后至少6个月之内,每1~2个月进行一次牙齿检查,在此期间,牙医会检查您的口腔黏膜、牙齿及关节是否有变化。

(2)进行张口训练,只要不引起疼痛,每天您要进行3次张口训练,每次张口闭口不少于20下。

(3)保护好您的牙齿和牙龈,使用牙线清洁牙齿,用氟化物漱口,饭后和睡觉前都要用软毛牙刷刷牙。

(4)进行牙齿或牙龈手术之前,牙医应该和放射肿瘤师联系一下,受过照射的那部分口腔牙齿不能拔出,可以采用其他治疗方式。

40. 放疗期间能工作吗?

在放疗期间有的病人能参加全职工作,而有的病人只能从事非全日制工作甚至不能进行工作。您能工作多少取决于您的感受和身体状况。刚开始放疗时,您可能觉得身体很好可以去工作。随着时间的推移,您慢慢会觉得劳累、乏力或虚弱。当放疗结束后,您需要数周甚至数月的时间恢复。

41. 放疗结束后的居家护理怎么做?

放疗结束后,您仍需继续加强功能锻炼,尤其是头颈部肿瘤及乳腺癌放疗患者,合理饮食,加强营养,定期复查。定期复查是指在放疗结束后,您的医生或护士对您进行的随访检查。在随访过程中,要评价放疗疗效,检查肿瘤复发迹象,关注远期不良反应及护理方法。您的医生或护士会从以下3个方面对您予以帮助。①检查和关照您的感受,建议您服用某些药物或提供一些方法处理不良反应。②化验和影像学检查,包括血液检查,X射线检查、CT、MRI或PET–CT检查。③解答您提出的问题:记下您的问题并随身携带,这些可能会对您有帮助。

关于肿瘤和放疗您已经经历了很多。此时您更加了解自己的身体状况及每天感觉如何。关注身体每天的变化,并让医生或护士知道您的这些变化,主要关注以下4个方面:①食欲的改变、恶心、呕吐、腹泻或便秘;②不明原因的体重下降;③发热、咳嗽或持续的声音嘶哑;④其他任何困扰您的症状,任何不适,及时随诊。

(何爱莲　惠晓颖　冯　璐)

二、头颈部肿瘤护理

(一)垂体瘤

1. 什么是垂体？它有什么功能？

大脑除了大家熟知的额叶、顶叶、枕叶、颞叶、岛叶外，还有一个神秘的机构，叫作垂体。垂体位于丘脑下部的腹侧，是一个卵圆形小体，成人垂体大小约 1 厘米×1.5 厘米×0.5 厘米，重 0.5～0.6 克，像一粒花生米，在妇女妊娠期可稍增大。这像花生米大小的垂体能有多大作用呢？垂体虽小，功能却不容小觑，能分泌生长激素、泌乳素、促甲状腺激素、促肾上腺皮质激素、促性腺激素等多种激素，调控着人体的生长、发育、代谢等，可以说人体的各种生命活动大多数离不开垂体的正常工作，它堪称人体内分泌的"司令部"。

头颈训练操

2. 什么是垂体瘤？临床表现有哪些？

"亚洲第一高人"张俊才，被诊断患有"垂体瘤"，经手术治疗后身高不再增长，最终身高定格在 2.42 米。什么是垂体瘤呢？垂体瘤也称垂体腺瘤，顾名思义是指垂体上生长的肿瘤，约占颅内肿瘤的 15%，发病率仅次于胶质瘤和脑膜瘤。垂体瘤大部分是良性的，少数为恶性或侵袭性生长。垂体瘤临床表现多种多样，并不是所有的垂体瘤患者都是巨人症，有些病人仅仅出现头痛、视力障碍等；有一些患者表现为不同激素类型的内分泌紊乱症状，比如闭经、溢乳、不孕、库欣综合征、性功能下降等。

3. 垂体瘤患者为什么会出现视力下降？垂体瘤引起的视力下降可以恢复吗？

李先生最近视力下降特别明显，看东西模模糊糊，并且只能看见正前方物品，而看不到侧方的物品。他来到眼科做了个全面检查，并不是因为眼睛出问题了，而是得了"垂体瘤"。垂体瘤怎么会影响视力呢？我们双眼获取的视觉信息，经过视神经传递给大脑，大脑就收到了世间万物的美与丑。视神经在到达大脑皮质前，有一个交叉，称为"视交叉"。花生米大小的垂体就生长在这个交叉部位的下方。正常情况下，这个"花生米"与视神经交叉没有接触,但是"花生米"一旦发生病变,比如"花生米"逐渐胀大或者变硬,就可能压迫视神经,造成视神经萎缩,导致视神经传递信息受到干扰,引起视力减退甚至完全失明。如果病变的垂体对视神经压迫的时间比较短,通过手术及时解除压迫后,视力大多可以不同程度的恢复。如果压迫时间太长,导致不可逆转的视神经功能损害时,视力恢复效果不佳。

4. 青年女性突然闭经怎么会是垂体瘤呢?

青年女性每个月都会来月经,王女士连续 2 个月没有来月经,去医院检查竟然诊断为垂体瘤。垂体瘤不是脑子的疾病吗? 跟月经有什么关系呢? 原来垂体瘤有很多类型,其中泌乳素型垂体瘤不仅分泌大量泌乳素,刺激乳腺使乳腺分泌乳汁,还可以间接地抑制脑垂体分泌垂体促性腺激素。卵巢得不到垂体促性腺激素的刺激,卵泡就不能发育、成熟,当然也不可能发生排卵和分泌雌、孕激素。没有足够的雌、孕激素对子宫内膜作用,子宫内膜就不可能有周期性的变化并引起月经来潮,因而出现闭经。

5. 面容变丑、四肢肥大,竟然是垂体瘤在作怪?

小李回到家乡,和多年未见的儿时伙伴聚会时,大家窃窃私语,小李现在怎么变丑了? 以前眉清目秀的小伙子变成高颧骨、大鼻子、厚嘴唇,他是生病了吗? 生长激素型垂体瘤由于其分泌过多的生长激素,导致四肢、肌肉和内脏过度生长,在青少年期主要表现为巨人症,像"亚洲第一高人"张俊才。成人则主要表现为手脚变大、鞋号逐渐增大、头颅及面容宽大、颧骨高、鼻肥大、唇增厚、皮肤松弛、粗黑、毛发增多,并出现声音嘶哑、睡眠打鼾及睡眠呼吸暂停综合征。

6. 垂体瘤确诊需要做哪些检查?

王女士来到医院神经外科,向医生描述了她目前的症状,医生建议她做头颅磁共振检查。王女士问:"磁共振和 CT 检查有什么区别呢? 为什么不首选 CT 检查呢?"垂体瘤患者术前诊断、术后评估首选磁共振检查,这是由于垂体周边都是骨质,磁共振检查分辨率高,检查受周边骨质影响较小。而做 CT 容易产生伪影,且分辨率不高。因此垂体瘤首选磁共振检查,CT 检查常用于术后复查是否出血,或对鞍区有钙化的病变时做鉴别诊断。一旦磁共振确诊为"垂体瘤",还需要抽血检验激素水平,确定肿瘤的类型。

7. 垂体瘤应该如何治疗? 垂体瘤的手术方式有哪些?

一旦确诊为"垂体瘤",必须手术治疗吗? 手术是要把脑壳打开吗? 垂体瘤的治疗方案包括手术切除、药物治疗和放射治疗。治疗方案的选择视肿瘤的性质、大小、周围组织受压及侵蚀情况、垂体功能、全身病情等具体条件而定。垂体瘤可以采用经鼻蝶入路和经额入路两种手术方式。其中"经鼻蝶入路神经内镜下垂体瘤切除术"是目前最主要的手术方式。神经内镜是现代科学技术带给我们神经外科医生的一双"慧眼"。医生用一根直径几毫米的内窥镜,经鼻腔直达病变部位,通过很小的切口即可切除垂体瘤。这种手术方式更准确、更精细,进一步减少手术创伤,甚至达到"踏雪无痕"。

8. 垂体瘤术后为什么会引起尿崩症? 尿崩症有哪些危害?

王女士手术以后,每天都感到口渴、多饮、多尿。这和手术有关系吗?垂体具有储存和根据机体需要释放抗利尿激素的功能。正常情况下,机体通过抗利尿激素来调节尿量。若手术后垂体功能受到影响,引起抗利尿激素分泌不足,患者会在短时间内排出大量尿液引起尿崩症。患者发生尿崩症后,机体会丢失大量体液,导致患者水、电解质平衡紊乱。正常情况下人体有电解质的缓冲池,就像走钢丝的时候拿的平衡棒,可以进行自我调节,一般不用担心失衡。但是大量丢失体液时,人体是没办法马上调整过来的,一旦电解质严重失衡可能导致血压降低、昏迷、循环衰竭甚至死亡。

(吴　瑾　丁艮晓)

(二)胶质瘤

1. 何谓胶质瘤? 它是良性肿瘤还是恶性肿瘤?

49 岁的马老师,在课堂上口若悬河、幽默风趣,拿"相声表演"来形容马老师的课堂最恰当不过。不过,马老师最近遇到了大麻烦:以前偶尔才有的头痛,近半年逐渐频繁,甚至出现了想说话却说不流畅的情况。马老师感觉事情不妙,立即去医院进行体检,头颅 CT 结果显示左额叶占位性病变,医生诊断有胶质瘤可能。那么,何谓胶质瘤呢?

我们人类大脑由两类细胞组成,一类是神经细胞,又称为神经元,一类是神经胶质细胞。它们之间犹如列车与地面的关系,缺一不可。神经元犹如列车,构成了极其复杂的神经网络,对人体接收的各种神经信息进行处理,有接受、整合和传递信息的功能。而脑神经胶质细胞广泛分布于脑组织内,是除了神经元以外的所有细胞。它犹如地面,具有支持、滋养、帮助神经元快速传递信息和修复神经元的作用。

由神经胶质细胞起源的肿瘤叫作胶质瘤,是颅内最常见的肿瘤,且大多为恶性肿瘤。世界卫生组织(WHO)中枢神经系统肿瘤分类标准中,将脑胶质瘤按病理学及恶性程度分为 Ⅰ ~ Ⅳ 级,分级越低其恶性程度越低,预后越好。

那么,什么是恶性肿瘤呢? 我们打个比方:人体的大脑就像一个原本很优秀的班级,班级成员各司其职,运转协调,成绩优异。本来班上都是好学生,可是个别学生受到了不良刺激后变成了爱捣乱的坏学生,这个坏学生渗透性非常强,很快就把不良习惯渗透给其周边的好学生,若不将这些坏学生和这些坏习惯清除,班级就不会回到最初的优秀状态,胶质瘤就是大脑里爱捣乱的坏细胞,呈浸润性生长,向周边正常的脑组织渗透,即使通过手术将胶质瘤尽量清除,但仍然可能有一些侵入正常细胞中、隐蔽非常好的胶质瘤细胞成为漏网之鱼,最终,造成胶质瘤复发。

2. 胶质瘤的发病和哪些因素有关系? 这个病能预防吗?

我国脑胶质瘤年发病率为(5~8)/10 万,可发生于任何年龄组,不过,人们还未找到发病的真正原因,目前知道有两个危险因素:一是暴露于高剂量电离辐射和基因遗传突变中;二是亚硝酸盐食品、病毒或细菌感染等致癌因素也可能会参与脑胶质瘤的发生,看来想要通过预防来完全避免自己得胶质瘤不太容易啊。

但我们参照一般肿瘤的预防方法,依据肿瘤的危险因素,也可以制定出相应的防治策略,从而降低肿瘤患病的风险。预防肿瘤的发生有 2 个基本线索,即避免有害物质侵袭和提高机体抵御肿瘤的免疫力。具体措施如下。

(1)避免有害物质侵袭:关注和改善那些与我们生活密切相关的因素,例如戒烟、合理饮食、有规律锻炼和减少体重。只要遵守这些简单、合理的生活方式常识,就能减少患癌的机会。

(2)提高机体抵御肿瘤的免疫力:饮食、锻炼和控制烦恼等健康生活方式可帮助我们提高免疫力,远离癌症。维生素 A、维生素 C、维生素 E 的联合应用产生的保护机体抵抗毒素的作用要比单独应用好。水果和蔬菜中的抗氧化剂效果远比我们所知道的维生素的效果要强。补充天然的植物性食物利于防癌。

3. 得了胶质瘤会出现哪些症状?

脑胶质瘤通常在患者疾病发生后几周、几个月甚至几年后少数才被发现,恶性程度高的胶质瘤患者因疾病进展快速,被发现时间较短。疾病早期可表现为受肿瘤侵犯的局部神经功能出现异常,如记忆力减退、认知障碍、失语、癫痫发作等,后期表现为瘫痪等。其中最主要的表现是因肿瘤生长过快导致的颅内压增高症状,如头痛、呕吐、视力减退、复视等。若颅内压持续增高,超出我们身体代偿能力时甚至出现脑疝等危及生命的症状。

4. 如何治疗胶质瘤?

当患者决定积极治疗胶质瘤时,可能面临选择难题:放疗、化疗、手术可以治,究竟哪个是最好的治疗方案呢?

现阶段胶质瘤治疗仍处于探索阶段,其病变范围广泛、与正常脑组织无明显界限,因此仅采用外科手术方法难以全部切除。目前,采取手术、放疗、化疗相结合的综合治疗是提高胶质瘤疗效的关键策略。

放疗对胶质瘤的治疗作用已较明确。如条件允许应尽可能在保留原有神经功能原则下最大限度切除病变的肿瘤细胞,减少肿瘤细胞总数量,有助于提高放疗疗效。但尽管进行了手术和放疗,胶质瘤仍难免复发,化疗对进一步杀灭残存胶质瘤细胞能起到很重要的作用。

5. 胶质瘤术后患者日常生活中怎样做能减少癫痫发作次数?

在一般人的印象中,癫痫大多由家族遗传而来,其实不然,任何导致脑细胞受损而变得容易异常放电的状况,都有可能导致癫痫发作。手术创伤及瘢痕的刺激就是导致脑细胞异常放电的一个因素,那么,术后患者日常生活中怎样做才能减少大脑异常放电次数呢?

首先,必须规范地遵医嘱使用抗癫痫药物;其次,要注意休息,避免长时间使用电脑、看电视和经常熬夜,避免过度疲劳;再次,注意避免情绪激动,可以采取深呼吸训练和听音乐等放松疗法;最后,尽量减少饮用浓茶、浓咖啡等刺激性强的饮料。此外,带瘤患者进行规范的抗肿瘤治疗也能降低癫痫的发病率。

6. 胶质瘤术后患者进行居家功能锻炼的方法是什么?

患者手术后出现右侧上、下肢无力的情况,仅能抬起,走路像踩在棉花上一样,在出院前症状仍未消失,哪些功能锻炼的方法适用于患者在家中进行呢?

胶质瘤术后出现偏瘫,居家时的功能锻炼要量力而为,循序渐进。可进行一些精细动作的训练,如手指对粗、细、大、小、方、圆等不同规格、不同形状物体的抓握训练,可防止肢体挛缩和畸形。间断规律进行肢体功能训练,如鼓励患者进行主动运动及坐起、站立、步行锻炼等活动。进行关节锻炼时可以给予按摩关节并进行大腿跟的髋关节、膝关节、足部踝关节的伸开、屈曲运动,每天3次,每次10分钟;根据病情及身体情况进行直腿抬高运动,每天3次,每次5分钟;运动中可以逆着肢体运动的方向给予适当的阻力,阻力大小以患者能耐受为宜,以锻炼并增强其肌肉力量。

7. 胶质瘤患者出院后能进行正常的工作和生活吗?

我是胶质瘤患者,但是我不想被病拖累,我想做点力所能及的事情,进行正常的工作、生活,可以吗?

当然可以! 胶质瘤患者出院后要根据患者病情和体力恢复情况,尽量恢复正常的生活和工作,提升患者价值感和自我认同。对于能够自理的患者,应鼓励其参与室外活动,避免长期卧床;对于体质较弱或肢体活动障碍的患者,鼓励其参加一些功能锻炼等活动,以提高患者自理能力。家属可协助患者做肢体被动功能锻炼,并引导患者练习各种捏握的方法,从学习使用梳子等生活工具开始,练习自己洗脸、洗澡、进食水,激励患者自己解决生理需要等,这样会使患者获得感情上及生活上的满足,从而促进患者尽早恢复社会活动。

(吴 瑾 丁艮晓)

(三)鼻咽癌

鼻咽癌是一种常见的头颈部恶性肿瘤,据世界卫生组织报告,鼻咽癌以黄种人的发病率为最高,尤其以我国和东南亚地区最为高发。我国鼻咽癌患者人数约占全世界鼻咽癌患者总数的80%。

1. 鼻咽癌的发病原因有哪些?

鼻咽癌的病因尚不明确,目前认为鼻咽癌是一种多基因遗传病,涉及多基因之间或基因与环境间的交互作用。目前较为肯定的因素如下。

(1)EB病毒感染。

(2)化学致癌因素:如食用大量咸鱼、腌肉、腌菜等。其中的亚硝酸盐与鼻咽癌发病关系密切。另外,镍摄入过多、硒摄入过少亦可能促进鼻咽癌发病。

(3)遗传因素。

2. 鼻咽癌有哪些表现?

(1)涕血:为鼻咽癌最典型症状,表现为鼻涕中带血,或为从口中回吸出带血的鼻涕,又称为回吸性涕血,常发生在早晨起床后。

(2)鼻塞:鼻咽肿瘤堵塞鼻孔引起,多表现为单侧鼻塞。

(3)耳鸣、听力下降。

(4)头痛。

(5)颈部肿块:为鼻咽癌最常见症状,因鼻咽癌颈部淋巴结转移所致,常被误诊为炎症。对于经消炎治疗无缩小,甚至持续迅速增大的无疼痛颈部肿块,需要及时就诊。

3. 鼻咽癌的检查方法有哪些?

(1)鼻咽镜检查及鼻咽肿物活检:鼻咽镜下鼻咽肿物活检取得病理为鼻咽癌确诊的金标准。

(2)EB病毒相关检测。

(3)鼻咽及颈部磁共振检查:鼻咽癌分期最主要手段。

(4)胸部CT、腹部及盆腔B超及全身骨显像检查。

4. 鼻咽癌的治疗方法有哪些?

由于鼻咽部位于头颅中央,与颅底紧密相连,周围重要组织器官与之关系密切,手术暴露受到限制。此外,鼻咽癌对射线具有很高敏感性,一定的照射剂量可使肿瘤得到较好控制。因此,放射治疗一直是其最主要治疗手段。对于局部晚期鼻咽癌,同期放化疗为标准治疗模式。

鼻咽癌对放疗具有很高敏感性,早期鼻咽癌放疗后5年生存率已达到95%以上,而对局部晚期鼻咽癌,其5年生存率也已达到80%以上。

(何爱莲　惠晓颖　冯　璐)

(四)甲状腺癌

1. 甲状腺有哪些作用?

甲状腺是人体的内分泌器官,位于颈部前方,甲状软骨下方,气管两旁,形似蝶状,犹如遁甲,所以被称为甲状腺。甲状腺分为左、右两叶和峡部。甲状腺的功能包括:① 吸收碘合成甲状腺素,作用于机体代谢,让人更具有活力和朝气。②维持生长发育,对人体骨骼、脑等生长发育至关重要,尤其是婴幼儿期。③提高中枢神经系统的兴奋性,甲状腺功能亢进时,会出现兴奋、激动、心率加快等现象。甲状腺功能下降时,会导致精神不振、记忆力下降、贪睡等现象。

2. 什么是甲状腺癌?

甲状腺癌是源于甲状腺上皮细胞的恶性肿瘤,是头颈部最常见的恶性肿瘤,占全身恶性肿瘤的0.2%(男)~1%(女),包括乳头状癌、滤泡状癌、髓样癌和未分化癌4种病理类型。以恶性程度较低,预后较好的乳头状癌最常见。

3. 为什么会得甲状腺癌？

甲状腺癌和身体其他部位恶性肿瘤一样，其确切病因尚不明确，可能与下列因素有关。

（1）放射线：颈部的放射线照射可导致甲状腺癌已得到证实。婴儿和儿童对放射线照射较成人敏感，尽量减少不必要的放射接触。

（2）甲状腺良性病变：大概有10%的甲状腺腺瘤可能发生恶变。有时临床上诊断为甲状腺囊肿或甲状腺腺瘤的病理，术后病理检查中却发现了隐形癌。

（3）遗传因素：有5%～10%的甲状腺髓样癌有明显的家族史，属常染色体显性遗传性疾病。

（4）碘的影响：无论缺碘还是过分摄碘，均可使甲状腺功能发生变化，引起促甲状腺激素大量分泌而导致增生并形成结节，还可能导致癌变。

（5）致癌基因和抑癌基因的激活、突变、失活：研究结果证明，甲状腺癌可能是多种基因突变所致。

（6）性别与雌激素：甲状腺癌发病率女性明显高于男性。雌激素可以影响甲状腺的生长，其过高也可能是致癌因素之一。

4. 甲状腺癌有哪些表现？

甲状腺癌早期没有特别的症状，大多患者都是偶尔发现的，比如入职体检、单位体检，还有就是患者偶然摸到颈部肿块后就诊发现。部分晚期患者会出现声音嘶哑、呼吸困难、吞咽障碍等症状。

5. 甲状腺癌的检查方法有哪些？

（1）触诊：触诊甲状腺发现肿块，质地硬而固定，表面不平，不随吞咽而上下活动。

（2）超声检查：超声检查是目前甲状腺癌的主要辅助诊断手段。根据超声显示的结节数目大小、形态边界及回声情况、纵横比值，生长速度、有无淋巴结转移，有无钙化点及血流情况等综合判断。

（3）生化检查：抽血检查甲状腺功能、降钙素、甲状腺球蛋白等。

（4）病理检查：甲状腺癌最终确诊依靠的是术后病理报告，术后病理报告是诊断甲状腺癌的金标准。

（5）其他：X线、CT、甲状腺核素扫描、细胞穿刺等，均为甲状腺癌的辅助检查。

6. 甲状腺癌患者在饮食上该注意什么呢？

甲状腺癌患者在饮食方面受碘影响最大。一般甲状腺癌患者术后甲状腺功能降低摄碘能力降低，患者需要低碘饮食：少食海带、紫菜、海产鱼、干贝、海参、龙虾等海产品。

7. 甲状腺癌能治愈吗？甲状腺癌主要的治疗方法有哪些？

甲状腺癌中最常见的病理类型是乳头状癌，约占80%，是一种低度恶性肿瘤，生长缓慢，预后较好，所以此类患者不要有太大的心理压力，良好的情绪对甲状腺癌的治疗至关重要。

甲状腺癌的治疗原则以外科手术切除为主，放射性碘-131治疗也可使病情得到控制并改善患者生活质量，但不是所有的患者都需要做此项治疗。

8. 甲状腺癌术后如何做颈肩部康复功能锻炼？

甲状腺癌术后早期行功能锻炼可以促进局部血液循环，减轻颜面部水肿，促进刀口愈合和防止粘连。中晚期进行功能锻炼可以减少瘢痕形成和挛缩，锻炼上肢肌群力量，促进上肢功能康复。颈肩部功能锻炼可以分3个阶段进行。

甲状腺锻炼

（1）第一阶段（术后1~7小时）：患者全麻清醒6小时后即可以半卧位，并可在床上做患侧五指同时屈伸、握拳、屈腕活动，每次3~5分钟，每日3次；术后第1天开始患侧肘部屈伸活动，用患侧手刷牙，洗脸；术后第2天开始做梳头运动，颈部保持直立，肘部自然抬高，面对镜子梳理，每天3次，每次3~5分钟；嘱患者做吞咽动作，每天5~6次，每次5~10分钟（除正常三餐饮食之外）。

（2）第二阶段（术后2~3周）

1）嘱患者采取坐位或站位，双手叉腰或自然下垂，头部缓慢侧向患侧，停顿数秒后恢复中立位，然后慢慢地偏向健侧并保持数秒，重复5~10次，分别于早、中、晚各进行一次。

2）颈部前屈后仰锻炼：低头使下颌接触胸部，再抬头后仰。

3）做患侧或双肩关节绕肩关节盂和耸肩动作：依次进行肩关节后位、前位、外侧位3方位活动，左右侧肩关节交替进行。

4）做头部旋转动作：头部缓慢进行前后左右旋转180度，开始时幅度宜小，以患者不感到伤口剧烈疼痛为宜，逐步加大活动范围。

5）上臂锻炼：应从曲肘开始，再做向上抬举及爬墙动作，最后使患肢能越过头部触及对侧耳郭。

6）肩部摆动锻炼：将对侧手放在椅或凳上，腰稍弯曲摆动术侧肩及臂，自左向右再恢复至原位;再由前向后摆动肩、臂;旋转肩、臂:向前再向后,旋转幅度逐渐加大,并抬高至尽可能舒适的高度。

(3)术后3周以后:此期主要是患者加大颈肩功能活动范围。①指导患者头部缓缓向两侧倾斜,尽可能触及肩部。②进行扩胸伸展运动:双手向上屈曲,轻扶同侧肩关节,同时向后扩展、旋前运动,10分钟/次,3次/天,逐日增加活动量,活动至患者感觉肩部牵拉感减轻为止,至少坚持3个月。

颈肩部锻炼过程中要注意以下几点:动作宜缓慢、轻柔,幅度不宜过大;循序渐进,以身体耐受为宜;如有疼痛及其他不适,应停止锻炼;出院后至少坚持锻炼3个月。

9. 为什么甲状腺癌术后有的患者要进行碘-131治疗?

有些患者病灶较大,而且伴随淋巴结的转移,还有些伴随甲状腺外的侵犯,比如侵犯到甲状腺的被膜,累及周围脂肪组织。像这种复发概率高的患者,医生都会术中尽可能的切除甲状腺组织,术后再结合碘-131的治疗,以期达到最好的治疗效果。

做碘-131治疗前1个月需停止口服左甲状腺素钠片(优甲乐、雷替斯)和忌食含碘食物(如海产品,碘盐、咸菜、火腿肠等)。

10. 口服左甲状腺素钠能怀孕要宝宝吗?

该药说明书上有这样一段话:在孕妇中进行的研究发现左甲状腺素钠不会增加先天性畸形的风险。因此,引起胎儿损害的可能性非常低。妊娠期间不应该停止此类药物,确诊甲状腺功能减退症应及时治疗。

11. 如何预防甲状腺癌?

避免颈部多次接触放射线,尽量避免使用雌激素,同时饮食方面建议清淡饮食,碘的摄入要适中,另外保持良好的心理状态,注意劳逸结合,不熬夜,积极参加体育锻炼增强机体免疫力。

(五)喉癌

1. 为什么会得喉癌及如何预防?

喉癌的致病原因至今尚未明确,可能与下列因素有关。规避以下因素是预防喉癌的主要措施。

(1)吸烟:临床发现95%左右的喉癌患者有长期吸烟史。烟草燃烧时产生的烟草焦油中含有致癌物质苯并芘,损害细胞后可使呼吸道纤毛运动迟缓或停止,黏膜充血水肿,上皮增厚和鳞状化,成为致癌基础。

(2)饮酒过度:长期刺激黏膜可使其变性而致癌。

(3)病毒感染:主要与人类乳头状瘤病毒感染,特别是人类喉乳头状瘤有一定的相关性。

(4)环境因素:长期接触各种有机物(多环芳烃、亚硝酸胺等),吸入生产性粉尘或工业废气(二氧化硫、芥子气、砷等),增加喉癌发生率。

(5)癌前病变:喉部角化症和喉部良性肿瘤如喉乳头状瘤反复发作可发生癌变,慢性炎症刺激如慢性喉炎或呼吸道炎症也可能是喉癌的原因。

(6)免疫调控系统失调:不管是喉癌前期病变者还是喉癌患者,他们的免疫细胞 T 淋巴细胞功能活性降低,血清中免疫球蛋白 A、M、G 和免疫复合物含量增高。因此有人认为,免疫调控系统失调是喉癌发生的诱因。

(7)其他:喉癌的发生可能与性激素水平及体内微量元素如锌、镁缺乏有关。有关实验表明喉癌患者雌激素受体阳性细胞百分率明显增高。

2. 喉癌有哪些表现?

根据肿瘤发生的部位不同,临床表现具备不同的特点,但当出现声音嘶哑、咽喉部异常感觉如咽喉部异物感、紧迫感或吞咽不适、吞咽困难、呼吸困难、咳嗽咯血、反射性疼痛及颈部肿块等临床表现应及时就诊。

3. 喉癌有哪些检查方法?

详细的病史和头颈部体格检查,间接喉镜,喉断层 X 射线拍片,喉 CT、MRI 检查可以确定喉癌肿物病变的部位、大小和范围。间接喉镜或直接喉镜下取病理活检是确定喉癌的重要方法。

4. 喉癌的主要治疗方法有哪些?

目前喉癌的治疗方法主要有手术治疗、化学治疗、放射治疗及其他治疗,如生物治疗和中医中药治疗等。医生会根据患者的病理类型与分期采取一种或多种治疗方法。

5. 手术前喉癌患者该做哪些准备?

(1)患者个人要树立战胜疾病的信心,保持积极乐观的心态。

(2)戒烟戒酒,保持口腔清洁,有炎症者及时治疗。

(3)注意保暖,避免受凉感冒。

(4)术前加强营养,增强机体抵抗力。

(5)喉癌患者术后会有一段时间的失声,与家属一起制订术后交流的方式方法。

(6)保证睡眠充足,合并有高血压、心脏病、糖尿病等高危既往史的患者控制好病情,为手术做准备。

6.喉癌患者的语言康复训练如何做?

喉语音训练

语言训练是全喉切除患者恢复喉功能的关键,常用语言康复的方法有3种:人工喉、食管发音、发音重建手术,其中食管发音为大多数患者所接受。

食管发声是借助胸内压力,通过扩胸、收腹运动,充分打开胸腔,将气流从腹部由下而上运气,将空气吸入食管,通过食管储存一定量的空气,然后将气体快速地由下而上冲击食管黏膜振动发出打嗝音,将打嗝音配合构音器官逐步形成音节、字、词、句、语言。

食管发音的优点:①简便易行,成功率高,无须任何器械;②音色较好,语言清晰,易懂;③经济有效,特别适合发展中国家的患者;④避免了手术的痛苦;⑤患者训练食管发音后,嗅觉均有一定程度恢复及改变。

食管发音训练分为4个阶段。①气流训练:放松,做扩胸、收腹运动,充分打开胸腔。吸气时将气流从腹部由下而上运气,将空气吸入食管;呼气时将气体快速地嗝出,用一定的爆发力爆破出来,冲击食管黏膜振动发出打嗝音。②发音训练:发单音节的元音、辅音、单数字音。③发声训练:练习发双音节的字、词。④语言训练:练习说句子、日常交流用语,使单个的字、词连贯起来形成语言。

食管发音训练方法包括6个方面。①理论学习:发音训练原理、方法等相关理论知识。②观看视频:观看指导老师录制的食管发音训练视频。③技术示范:由指导老师进行食管发音训练具体动作的示范。④小组训练:分小组进行学习内容的自行训练。⑤自我练习:针对具体问题进行自我强化练习。⑥指导练习:由指导老师根据练习动作给予具体指导。

食管发音训练注意以下几点:①坚持训练,不能急于求成。②术后1~2个月开始训练或依病情而定。③饭前饭后1小时不宜训练,每次时间1小时为宜。④如有呼吸不畅、腹胀等不适停止训练。

7.喉癌患者的治疗效果如何?

喉癌的生存率与肿瘤的分期有关,病变越早,治疗效果越好,病变越晚,治疗效果越差。

(1)早期喉癌:5年生存率可达90%以上。

(2)中期喉癌:5年生存率可达70%~80%。

(3)晚期喉癌:5年生存率可达40%~50%。

（六）口腔癌

1. 口腔癌包括哪些？

口腔癌是发生在口腔的恶性肿瘤的总称，大部分属于鳞状上皮细胞癌，即所谓的黏膜发生变异。口腔癌包括牙龈癌、舌癌、颊黏膜癌、软硬腭癌、颌骨癌、口底癌、口咽癌、涎腺癌、唇癌、上颌窦癌以及发生于颜面部皮肤黏膜的癌症等。

2. 为什么会得口腔癌及如何预防？

口腔癌的发病原因目前尚未明确，除基因因素外，还受其他因素的影响，主要包括以下几点：①长期吸烟嗜酒；②口腔卫生差，为细菌、霉菌在口腔内滋生、繁殖创造了条件；③异物长期刺激：牙齿根或锐利的牙尖、不合适的假牙长期刺激口腔黏膜，产生慢性溃疡乃至癌变；④营养不良，维生素 A 缺乏引起口腔黏膜上皮增厚、角化过度与口腔癌的发生有关；⑤癌前病变：黏膜白斑与增生性红斑等。

预防措施：平时注意戒烟戒酒；养成良好的口腔卫生习惯；平衡饮食，粗细搭配，合理营养；不喝、不吃过烫的水与食物，避免刺激口腔组织，对预防口腔癌有一定的作用。

3. 得了口腔癌，如何早发现呢？

口腔癌最典型的表现之一是患者口腔内出现经久不愈位置固定的溃疡，如果溃疡超过 1 个月，就应该高度警惕。口腔黏膜颜色改变，变成白色的斑块或条纹或赤红色，口腔黏膜质地改变，呈现绒毛状或菜花样的隆起或者迅速增大的肿块或结节，口腔内某一区域反复出现麻木疼痛及其他功能障碍，出现不明原因的牙痛和牙齿松动也有可能是肿瘤破坏牙槽骨导致的，出现以上情况，及时就医，做到早发现，早治疗。

4. 口腔癌需要做哪些检查？

确诊口腔癌首先临床医生做临床检查，初步判断口腔癌发生部位、临床分期、是否有淋巴结转移等，进一步明确诊断要做口腔癌原发灶的病理活检，还要做一些影像学检查，包括彩超、X 射线、CT、口腔的曲面断层片、磁共振等，必要时也会做 PET-CT 等辅助检查诊断。

5. 口腔癌的治疗方法有哪些？

目前口腔癌的正规治疗方法包括外科手术彻底切除、放射治疗、化学治疗及中医辅助治疗等。中医中药可以提高患者免疫力，调整患者全身状态，使其在整个治疗过程中能保持较好的状态,有利于口腔癌的治疗。

6. 口腔癌手术前应做哪些准备?

(1)患者个人要树立战胜疾病的信心,保持积极乐观的心态。

(2)戒烟戒酒,保持口腔清洁,有炎症者及时治疗,每日早、中、晚漱口刷牙,术前 3 天用含漱液漱口,必要时全口牙周清洁。

(3)注意保暖,避免受凉感冒。

(4)术前加强营养,增强机体抵抗力。

(5)口腔癌患者由于受到手术方式的影响,术后会有一段时间的语言交流障碍,可以预先与家属一起制定术后交流的方式方法。

(6)需要植皮的口腔癌患者应自我保护供皮区,防止破损并保持清洁。

(7)保证睡眠充足,合并有高血压、心脏病、糖尿病等高危既往史的患者控制好病情,为手术做准备。

(七)腮腺肿瘤

1. 腮腺是什么? 有什么作用?

腮腺是人体最大的一对涎腺,主要功能是分泌唾液。唾液中各种成分具有润滑口腔黏膜,保护口腔软硬组织,抵抗微生物损害,帮助食物消化,以及清洁口腔环境、维持一定的 pH 值等多方面的功能。

2. 为什么会得腮腺肿瘤?

腮腺肿瘤和其他涎腺肿瘤一样,目前病因仍不太明确。腮腺恶性肿瘤可能与接触放射线有关。另外病毒感染、长期暴露在烟雾或灰尘中,接触化学物品等因素也与腮腺肿瘤的发生有一定的关系。

3. 腮腺肿瘤有哪些表现?

腮腺良性肿瘤生长缓慢,常在无意中被发现。多形性腺瘤生长缓慢,如果短期内生长速度加快,疼痛伴有面瘫时,应考虑有恶变的可能。腮腺恶性肿瘤生长速度较快,病程较短,形态大多不规则,质地硬,界限不清,与周围组织粘连,活动度差,患者早期症状多为无痛性肿块,也有少数患者发现时即有疼痛。有部分患者会出现不同程度的面瘫,晚期肿瘤也会出现皮肤破溃、张口受限及颈部淋巴结转移等临床表现。

4. 腮腺肿瘤需要做哪些检查?

(1)医生触诊肿块的大小、边界、质地、活动度等。

(2)做进一步的辅助诊断检查,如彩超、CT 及核素扫描等。

（3）细针穿刺活检,是临床上术前确诊最重要的方法。

（4）术中冰冻切片及术后病理诊断。

5. 腮腺肿瘤的治疗方法有哪些? 手术前应该做哪些准备?

腮腺肿瘤的治疗,以外科手术为最主要的治疗手段,必要时辅助放化疗。手术前准备工作如下。

（1）患者本人要树立战胜疾病的信心,保持积极乐观的心态。

（2）戒烟戒酒,改变不良的作息习惯。

（3）注意保暖,避免受凉感冒。

（4）术前加强营养,增强机体抵抗力。

（5）保证睡眠充足,合并有高血压、心脏病、糖尿病等高危既往史的患者控制好病情,为手术做准备。

6. 腮腺肿瘤手术后能吃什么? 有什么不能吃的吗?

手术当天禁食,次日少量饮水,若无不适,进食流质饮食,逐渐至半流质饮食和普食。饮食以高蛋白、高热量、易消化的食物为宜,术后1个月内特别是1周内禁食酸甜等刺激唾液分泌的食物,防止腮腺瘘的发生。

7. 腮腺肿瘤能治好吗?

腮腺恶性肿瘤治疗效果和能否早期发现、早期治疗有关。对于早期腮腺肿瘤患者来说,肿瘤较小,未发生扩散和转移,手术根治后5年存活率可达80%以上。晚期患者生存率相对较低。

（赵　瑞　丁停停　高艳平）

三、胸部肿瘤护理

(一)食管癌

1. 食管癌的发病原因有哪些?

食管癌的发病原因至今尚未明确,可能与下列因素有关。

(1)亚硝胺及真菌:亚硝胺是公认的化学致癌物,在高发区的粮食和饮水中其含量显著增高,且与当地食管癌和食管上皮重度增生的患病率呈正相关。各种霉变食物能产生致癌物质,一些真菌能将硝酸盐还原为亚硝酸盐,促进二级胺的形成,使二级胺比发霉前增高 50～100 倍,少数真菌还能合成亚硝胺。

(2)遗传因素和基因:食管癌的发病常表现家族聚集现象,河南林县食管癌有阳性家族史者占 60%。在食管癌高发家族中,染色体数目及结构异常者显著增多。

(3)营养不良及微量元素缺乏:饮食缺乏动物蛋白、新鲜蔬菜和水果,摄入的维生素 A、维生素 B_1、维生素 B_2、维生素 C 缺乏,是食管癌的危险因素。食物、饮水和土壤内的微量元素,如钼、铜、锰、铁、锌含量较低,亦与食管癌的发生相关。

(4)饮食习惯和生活方式:嗜好吸烟、长期饮烈性酒者食管癌发生率明显升高。进食粗糙食物,进食过热、过快等因素易致食管上皮损伤,增加了对致癌物的敏感性。

(5)其他因素:食管慢性炎症、黏膜损伤及慢性刺激亦与食管癌发病有关,如食管腐蚀伤、食管慢性炎症、贲门失弛缓症及胃食管长期反流引起的巴雷特(Barrett)食管(食管末端黏膜上皮柱状细胞化)等均有癌变的危险。

2. 早期食管癌有哪些表现?

(1)吞咽时有哽噎感:最多见,轻微并且断续发作,每次时间短暂,易被忽视,常在患者情绪波动时发生,故易被误认为功能性症状。

(2)吞咽时胸骨后和剑突下疼痛:较多见,咽下食物时有胸骨后或剑突下痛,呈烧灼样、针刺样或牵拉样,呈间歇性。当癌肿侵及邻近组织或穿透食管壁时,可产生剧烈而持续的疼痛。疼痛部位并不完全与食管病变部位一致。多可被解痉剂暂时缓解。

（3）食物滞留感和异物感：吞咽食物或饮水时，有食物下行缓慢并滞留的感觉，以及食物黏附于食管壁等感觉，食毕消失。症状发生的部位多与食管内病变部位一致。

（4）咽喉部干燥和紧缩感：吞咽干燥粗糙食物尤为明显，此症状的发生也常与患者的情绪波动有关。

（5）其他症状：少数患者可有胸骨后胀痛不适、背痛和嗳气等症状。

3. 中晚期食管癌有哪些表现？

（1）吞咽困难：进行性吞咽困难是绝大多数患者就诊时的主要症状，但却是本病的中晚期表现。因为食管壁有高度的弹性和扩张能力，只有当食管壁周径的约2/3被肿瘤浸润时，才可能出现吞咽困难。因此，在上述早期症状出现后，在数月内病情逐渐加重，由不能吞咽固体食物发展至流体食物亦不能咽下。如癌肿伴有食管壁炎症、水肿、痉挛等，可加重咽下困难。阻塞感的位置往往符合于癌肿部位。吞咽困难的程度与病理类型有一定的关系，缩窄型与髓质型症状重，蕈伞型、腔内型及溃疡型往往病变很大而症状较轻。

（2）呕吐：多发生在梗阻比较严重的患者，由于梗阻的上段食管扩张，食物及口腔黏液潴留，另一方面，由于食管梗阻使食管腺和唾液腺反射性分泌增加。呕吐常在进食后引起，吐出大量黏液和食物，也有少数人呕血，这是由于癌组织表面溃疡或癌穿破邻近组织引起的。

（3）胸背疼痛：在下咽食物时有胸骨后沉重、钝痛及堵塞感，少数人有刺痛及烧灼感。

（4）体重减轻：随吞咽困难的程度，有轻重不同的体重减轻。出现显著的脱水、营养不良、消瘦等。

（5）其他症状：当癌肿压迫喉返神经可致声音嘶哑；侵犯膈神经可引起呃逆或膈神经麻痹；压迫气管或支气管可出现气急和干咳；侵蚀主动脉则可产生致命性出血，并发食管-气管或食管-支气管瘘；癌肿位于食管上段时，吞咽液体时常可产生呼吸困难或呛咳，如颈交感神经节被癌肿压迫，则可产生颈交感神经麻痹症候群。

4. 吞咽困难一定是患了食管癌吗？

虽然吞咽困难是食管癌的主要症状，但并不是凡有吞咽困难就一定是患了食管癌。一些常见的良性疾病，如食管黏膜炎症水肿、食管良性肿瘤、食管化学性灼伤、异物损伤后形成瘢痕性狭窄、食管功能紊乱、贲门痉挛等功能性疾病等，均会引起不同程度的吞咽困难。

其他原因造成的吞咽困难一般不呈现进行性加重的趋势,但需要同食管癌进行鉴别诊断。一旦出现吞咽困难的症状,应该立即到医院就医,经过仔细检查就可以确诊。若一时不能诊断,也不应放松警惕,坚持随访,定期复查。一般 1 个月复查 1 次,经过一段时间的随访观察,症状无明显进展,检查也没有变化,那么就可以排除食管癌的可能性。

5. 哪些检查可以确诊食管癌?

年龄在 30 岁以上,有吞咽困难的表现,应首先考虑食管癌。对可疑食管癌的应做下列检查以明确诊断。

(1)食管脱落细胞学检查:我国首创使用的带网气囊摩擦法(简称拉网)采用网上食管脱落细胞进行细胞学检查,该方法简便易行,痛苦小,假阳性率低。但对疑有食管静脉曲张者禁忌使用。

(2)X 射线钡餐造影:该方法检查中晚期食管癌,X 射线征象典型,表现充盈缺损、狭窄、僵硬、梗阻,病变上端食管往往有不同程度的管腔扩张。狭窄部位附近有时可见到软组织阴影。而早期食管癌 X 射线常无以上典型表现,检查时对黏膜的改变必须十分注意,大多能发现局限性食管黏膜增粗、迂曲、紊乱、中断,或食管边缘发毛,或局限于管壁一侧小的充盈缺损,或小的龛影,或局限性管壁发僵,或有钡滞留等较早癌的征象。

(3)食管纤维内窥镜检查:食管镜检查对中晚期食管癌病例确诊率可达100%。自近年纤维食管镜逐步取代金属食管镜以来,由于其可弯曲、照明好、视觉广、安全准确,已成为检查食管癌常规的临床诊断、术后随访、疗效观察的可靠方法。在早期食管癌中,纤维内窥镜的检出率可达85%以上。

(4)胸部 CT 扫描:在诊断食管癌中并无明显作用,但对肿瘤与周围脏器的关系和纵隔淋巴结转移情况,以及食管癌的分期、切除可能的判断、预后的估计很有帮助。

(5)食管内镜超声检查:近年来,食管内镜超声检查逐渐应用于临床。其优点是可以清晰地区分食管的黏膜、黏膜肌层、黏膜下层、肌层和外膜并能观察到食管周围、后纵隔淋巴结,故能比较精确测定病变在食管壁内浸润的深度、肿大淋巴结、病变部位。

6. 食管癌是不治之症吗?

食管癌是我国常见的恶性肿瘤之一,在我国,食管癌死亡率占全国恶性肿瘤死亡率的21.8%,仅次于胃癌,居第 2 位。因此"食管癌是不治之症"的说法是有一定根据的。但这种说法并不全面,因为目前食管癌病人中的多数未能在早期发现,来医院治疗时已处于中晚期,无法手术切除或已有远处转移,这是导致食管癌死亡率高的一个重要原因。实际上早期食管癌的治疗效果还是很好的,5年生存率可达90%以上。如果能够做好自我监测、食管癌普查及定期体检等食管癌早期发现的工作,则有可能使食管癌的死亡率下降,从而改变人们对食管癌是不治之症的看法。此外,近些年来随着医学科学技术的进步,相继提出了一些新的理论,创立并发展了新技术和新方法,如动脉灌注法、内镜镜下药物注射、免疫治疗、基因治疗等。已有许多资料证实,这些新方法能提高中晚期食管癌患者的治疗效果,如果能够普遍推广应用则有可能降低食管癌的死亡率。由此可见,当一个患者被诊断为食管癌时,不应该消极被动、自暴自弃,片面地认为自己患的是不治之症,不及时到医院就诊,使病情延误得不到有效的治疗,而是应该冷静地面对现实,对于战胜疾病抱有信心和决心,保持积极乐观的心态,及时就医,配合医生选择最适合的治疗方案。同时还要努力加强自我康复的能力,注意加强饮食营养,选择适宜的锻炼方法,提高机体免疫力,使得各种治疗能够得以实施,从而使早日康复和最终战胜疾病成为可能。

7. 食管黏膜活检对身体有害吗?

食管镜检查的一项突出优点是在直视下钳取多块活组织做病理组织学检查,活检可以为食管癌的诊断提供病理组织学依据。这是因为食管内病变情况非常多而且复杂,如黏膜粗糙、色泽改变、质地改变、糜烂、溃疡、结节、息肉、隆起、凹陷、蠕动减弱等,这些病变并非是食管癌所特有,也有可能是食管良性疾病表现,直视下难以定性。此时,黏膜活检就可以提供病理依据做出鉴别诊断。另外,黏膜活检还可以为已经做出的良、恶性病变做出组织类型诊断,病程分期诊断,以便指导治疗和估计预后。

在操作正确、取材准确判定无误的情况下,食管黏膜活检对身体无害,是安全的。但对一些质脆、触之易出血的病变活检时应谨慎和仔细,不要过度牵扯,取材要适量。另外,应注意对血管和静脉曲张的判断,避免误检,否则可能造成出血量较大,甚至会危及生命。患者应主动配合医生做食管镜检查,这样可以减少漏诊、误诊和并发症发生的概率。检查时主要应注意以下几方面:①向医生了解食管镜检查的目的和过程,以便消除自身的顾虑和恐惧。②携带详细的病历资料及X射线造影片,并向医生简明介绍自己的病情,这样可以防止漏诊和误诊。③检查前6小时内禁食、禁水,1天前禁烟。④检查时在医生的指导下采取适当的体位。如有不适,可以用手势表达,切不可自己强行拔镜。

8. 食管的生理功能是什么?

食管的主要生理功能是主动地将咽下的食物或水从咽部送到胃内。食管的这一功能靠食管蠕动来完成。

　　正常食管有 2 种蠕动运动,一种为原发性蠕动,一般由吞咽引起,它始于食管的连接处。沿食管向下移动。蠕动波可产生 4～16 千帕的压力,将它前面的食丸向下推进。蠕动波在食管上段移行速度快于食管下段。在成年人,蠕动波经历全程约需 10 秒。另一种为继发性蠕动,本质上,继发性蠕动与原发性蠕动相同,唯继发性蠕动始于食管上括约肌以下的食管本身而非咽食管连接处,它因食物扩张食管而产生,因此只要食管内食物未被原发性蠕动而排空,继发性蠕动便可连续发生,直到全部食物排入胃内。

　　咽与食管连接处的肌肉加厚,构成食管上括约肌。在非吞咽期,食管上括约肌呈持续性收缩,将咽与食管腔明显分开,从而防止吸气时空气进入食管内,使呼吸的无效腔减到最低程度,还可防止食管内容物反流到咽的下部,被吸入呼吸道。在吞咽期,食管上括约肌反射性舒张,使被吞咽的食丸进入食管体部。

　　位于胃与食管连接处的肌肉构成食管下括约肌,有紧张性活动,但在吞咽时此括约肌舒张,其主要的功能是防止胃内容物向食管反流。

9. 食管癌手术前需要做哪些准备?

　　(1)呼吸道准备:术前 1 周戒烟、酒,练习有效咳嗽和腹式深呼吸,以促进主动排痰,预防术后肺炎和肺不张的发生。术前痰多者,给予雾化吸入,协助排痰。

　　(2)手术前 1 天:①药敏试验。②抽取血样。③备皮,洗澡,修剪指甲、胡须、头发。④饮食:术前晚进易消化流食。术前禁食 12 小时,禁水 6 小时。⑤灌肠:术前晚 8:00～9:00 给予 0.1%～0.2% 肥皂水灌肠。⑥谈话:麻醉医师、手术医师。

　　(3)手术当天:去掉假牙、各种首饰;换好手术服、排空尿液;等候手术室医护人员来接。

10. 食管癌术后下床活动注意事项有哪些?

食管癌活动

病情允许的情况下,应该尽早下床活动,原因如下。

　　(1)早期下床活动可增加肺通气量,促进肺扩张。

　　(2)可以促进血液循环,有利于切口的愈合,防止下肢血栓。

　　(3)早期下床活动可促进胃肠道的蠕动和其功能的恢复,可以有效地增加患者的食欲,防止腹胀和肠粘连。

　　(4)有利于机体各部分功能的恢复。早期下床活动,可以锻炼患者的四肢,改善肺部的呼吸功能,促进手术器官的功能恢复。

　　(5)可以增加患者战胜疾病的信心。手术后由于长期卧床和活动受限,患者会感到抑郁,对治疗失去信心。早期下床活动,让身体尽早开始恢复,使患者对康复和治疗充满希望。

下床活动注意事项。①引流管固定:患者在活动中要注意各种引流管妥善固定,保持通畅,胸瓶及腹腔引流袋需低于引流口水平,以免反流。②循序渐进:先在床边坐1分钟,床旁站立1分钟,然后再慢慢室内活动,根据身体情况逐渐增加活动量,若有胸闷、心慌、头痛、头晕等不适,请立即卧床休息并告知医护人员。③防止跌倒:下床活动及如厕时需家属陪伴,防止跌倒。

11. 食管癌术后带有哪些引流管? 有哪些注意事项?

(1)胃管:留置胃管的目的是减少胃内积气、积液,促进胃肠功能恢复。带管期间活动幅度不宜过大,以免胃管脱出,负压器应保持负压状态,如果负压器张开,要及时通知护士,护士会每日更换。胃管拔除:一般术后5~7天胃肠功能恢复,体温无发热,医生将胃管和负压瓶分离,没有出现腹胀、胸闷,食管钡餐检查提示无吻合口瘘时方可拔管。

引流管护理

(2)营养管:留置营养管的目的是经此管道注入营养液或药物,管饲流食,补充营养,促进愈合。一般营养管出院当天拔除。

(3)胸管:留置胸管的目的是引流胸腔积液、积气,促进肺扩张。需要注意,胸瓶需始终保持直立,下床活动时胸瓶应低于膝盖,以免引流液逆流引起胸腔感染,胸瓶隔日更换一次,引流管勿扭曲、折叠、受压,保持管道通畅。

(4)纵隔管:主要目的是减少纵隔积液、积气。带管期间活动幅度不宜过大,以免纵隔管脱出,纵隔负压器应保持负压状态,如果负压器张开,要及时通知护士,负压器每日更换。

(5)腹腔引流管:目的是为了引流腹腔内渗液,引流袋要低于切口水平,每日更换引流袋。

(6)尿管:尿袋应低于膀胱,但不可置于地上,目的是预防尿液反流引起感染,每日2次进行膀胱冲洗和会阴擦洗。

12. 食管癌术后饮食护理有哪些?

食管癌手术创伤大,加之肿瘤大量消耗营养,故食管癌术后对饮食营养的要求更高,会有一些饮食禁忌,因此在术后加强饮食护理对胃肠功能和体质状态的恢复十分重要。要做到以下几个方面。

(1)术后2~6天开始鼻饲饮食。

(2)选择高热量、高蛋白、低脂易消化的无渣流质,如面汤、米油、果汁、鸡汤、鱼汤等。

(3)每次200毫升,每2~3小时一次,根据情况,每天5~8次。

(4)温度保持在38~40摄氏度左右,不可低于38摄氏度。过热或过冷都会引起腹泻,鼻饲前用手背皮肤测试温度,以不感觉烫为宜。

（5）鼻饲时患者取半坐卧位或坐位,餐后患者勿平卧,能下床者适当活动。

（6）每次鼻饲前后用少许温开水冲洗营养管,避免管道堵塞。

（7）第 7 天开始半量流质饮食,不限水。

（8）第 8～9 天开始全量流质饮食。

（9）第 10 天开始半流质饮食,以清淡、易消化的食物为主,如稀饭、面条、鸡蛋羹、豆腐脑等。少量多餐,一次不能进食过多、过饱。

（10）第 3 周开始进食软馒头、蛋糕、软饭等成团状的普通食物。

（11）第 4 周开始普通饮食,3 个月内避免进食过硬食物,少食多餐、细嚼慢咽,逐步过渡到正常饮食。

13. 食管癌术后功能锻炼如何做?

（1）患侧上肢功能锻炼:术后清醒后,做五指同时屈伸、握拳运动;术后第 1 天做肘部屈伸运动,可用患侧手刷牙、洗脸、持碗等;术后第 2 天做肘部抬高梳头动作,保持自然姿势,颈部不要倾斜;术后第 3 天做上臂上抬运动,可用健侧手托住患侧的肘部进行;术后第 4 天做肩部运动,在健侧手协助下触摸对侧耳朵,逐渐将患侧手越过头顶,触摸到对侧耳朵;术后第 5 天综合运动,双手左右摆动,双上肢交替上举,双手十指在脑后叠加,两肘开合做扇动臂膀运动,幅度逐渐增大。锻炼患侧上肢,练习梳头,摸对侧耳朵。活动双下肢,如屈膝,足背屈伸锻炼每 1 小时活动 10 分钟,以防止下肢深静脉血栓形成。

（2）肺功能锻炼:练习咳嗽,首先给患者拍背,从下到上、从外到内,每 1 小时咳嗽 1 次,每次大声咳嗽 10 声或以能耐受为准。

14. 食管癌术后常见并发症有哪些? 如何处理?

食管癌术后常出现反流性食管炎、功能性胸胃排空障碍、呼吸道感染、严重腹泻等并发症。

（1）反流性食管炎:反流性食管炎是食管癌术后最为常见的并发症之一,主要表现为酸性液体或食物从胃食管反流至咽部或口腔,并常伴有胸骨后烧灼感或疼痛感、咽下困难等症状。

处理方法:术后注意饮食,可进流食或半流食,戒烟戒酒,禁食过冷过热、酸辣等刺激性较强的食物,饭后应保持坐位或半卧位 30 分钟,注意胃肠减压,避免腹压过高引起不适。

（2）功能性胸胃排空障碍:食管癌术后,常易出现胃肠功能紊乱,引起胸胃功能排空障碍等导致大量胃内容物潴留。

处理方法:对于食管癌术后功能性胸胃排空障碍的治疗应根据具体情况实施胃肠减压,给予倒置胃管引流或胃液回输,改善营养状况,消除恶心、呕吐等不适,促进胃肠功能的恢复。

(3)呼吸道感染:呼吸道感染也是食管癌术后常见并发症,主要表现为咳嗽、胸闷及呼吸困难等,应积极治疗,以改善生活质量。

处理方法:首先应积极控制感染,给予吸痰或药物治疗,以提高远期疗效。

(4)严重腹泻:食管癌切除术后胃肠功前紊乱导致患者出现严重腹泻现象,临床多认为主要由于迷走神经切断、胃泌素浓度增高所致。

处理方法:积极给予止泻药物,同时给予补液,以免发生脱水。

15.食管癌患者出院后日常护理有哪些?

(1)电话号码不要换:便于出院后能及时访问患者病情,给予术后指导。

(2)体位:终生斜坡卧位(枕 2 个枕头)。

(3)饮食:出院后逐渐过渡到软食乃至正常饮食,2 周后如无特殊不适可进食软馒头等。一般进食 3 个月后逐渐恢复到和术前一样的饮食结构,禁烟酒,少食多餐、细嚼慢咽。

食管癌患者出院后日常护理

(4)活动:活动以不累为宜,逐渐增加活动量,可练习八段锦、打太极拳等。

(5)定期复查:一般首次复查在术后 1 个月,之后每隔 3 个月进行 1 次复查,坚持 2 年,之后改为半年复查 1 次,坚持 5 年,5 年后改为每年复查 1 次。拆线后,可正常洗澡,尽量淋浴。出院后可能仍会有刀口疼痛,可服用止痛药物,以缓解疼痛;如出现反酸,遵医嘱服用奥美拉唑等药物。

如果您有反酸、易饱胀、呛咳等不适感,您不必紧张,因为切除了部分食管,加上胃肠排空功能减弱,所以胃肠内的食物和胃液有时会反流到食管引起不适,经过上述的饮食和体位的调整措施后,一般可以缓解,如仍不能缓解,您可以服用一些药物如奥美拉唑、吗叮啉等加以控制。如果您有腹泻症状,往往与手术后胃肠功能紊乱有关,除了注意食物要清洁以外,应避免进食油腻食物,以免加重腹泻症状,经过饮食调理后,如仍不能控制腹泻,可服用一些止泻药物。如果您感觉手术伤口有针刺样疼痛和麻木感,与手术时损伤了胸壁的神经有关,胸壁神经的修复是需要一段时间的,您要耐心休养,数月后,这种不适感才会慢慢消退。

（王　方　孙爱英）

（二）肺癌

1. 肺在哪里？

肺位于胸腔，坐落在膈肌上方，纵隔的两侧。正常呈浅红色，质柔软呈海绵状，富有弹性。成人肺的重量约等于自己体重的 1/50，男性平均为 1 000～1 300 克，女性平均为 800～1 000 克。健康男性成人两肺的空气容量为 5 000～6 500 毫升，女性小于男性。

两肺外形不同，右肺宽而短，左肺狭而长。分一尖、两底、三面、三缘。肺尖：经胸廓上口伸入颈根部。肺底：膈肌压迫使肺底呈半月形凹陷。肋面、纵隔面：中央有椭圆形的凹陷称为肺门，其内有支气管、血管、神经、淋巴管的出入并为结缔组织包裹。膈面即肺底，左肺下缘前部有心切迹。

2. 肺癌是被"气"出来的病吗？

中国每年新发癌症病例约 312 万人，因癌症死亡超过 200 万人。其中，肺癌的发病率、死亡率位居首位。据中国肿瘤登记中心的数据显示，2015 年中国新增 430 万癌症病例，癌症死亡病例超过 281 万，占据全年死亡人数比例的 28.82%，居于世界首位。即平均每天就有超过 7 500 人死于癌症，在所有的癌症死亡病例中，肺癌死亡比例超过了 35%，死亡人数达到了 50 多万，平均每 15 个死亡者中，就有一个是肺癌患者。

调查显示，我国城市居民的肺癌发病率已接近发达国家，这可能与环境、不良生活方式有关。其中吸烟、空气污染、长期大量进食三高食品、晚婚晚育、工作紧张、竞争压力、生活无序等因素都与肺癌发病率的快速增长密不可分，都是肺癌预防中亟待解决的问题。

肺癌是一个被"气"出来的病。防范肺癌，应远离五"气"，即烟草烟气污染、室外大气污染、厨房油烟污染、房屋装修装饰材料带来的室内空气污染，还有就是长期爱生闷气。

由此，"全球肺癌关注月"即每年的 11 月，这是世界肺癌联盟在 2001 年 11 月发起的一项全球性倡议，目的是呼吁世界各国重视肺癌的预防，提高人们对肺癌的防癌、抗癌意识，普及肺癌的规范化诊疗知识。

3. 从不吸烟的她是如何患肺癌的？

有位患者咳嗽 3 个月就医，到医院检查，显示患晚期肺癌，吓坏了家人，怎么也无法接受。

从临床很多病例来看，肺癌患者早期的症状不一定典型，有时是轻微咳嗽，或者腰、背部的疼痛，不明原因的消瘦等，但还有一部分患者在肺癌初期是没有什么症状的。因此,定期的体检就显得非常重要,尤其是50岁以上人群,有高危因素诸如长期吸烟、二手烟、生物燃料接触史的人群,更有体检必要。

此外,肺癌患者中女性发病率近年来呈升高趋势,这与女性大多数经常在厨房与油烟接触有关,油烟对肺部刺激很大,做饭时应使用抽油烟机或排风扇及时排出油烟。

4. 肺癌筛查手段何其多,到底哪种最靠谱?

(1)低剂量CT——剂量低,敏感性高。

20世纪90年代以来,低剂量CT作为一种新的检查手段应运而生。大规模临床试验表明,应用低剂量CT对胸部做筛查扫描,能发现更多的早期可切除肺癌,尤其适用于高危人群的肺癌筛查,这也是美国国立综合癌症网络(NCCN)推荐的高危人群筛查手段。

(2)常规X射线胸片——分辨率低成为最大软肋。

X射线片是检查肺癌最直接的手段,具有普及率广,辐射量小的特征,但分辨率较低,不易检查出肺隐蔽部位的病灶和微小病灶,因此在早期肺癌检查应用方面具有局限性。

(3)纤维支气管镜——很多患者的确诊手段。

支气管镜检查是诊断肺癌的有效手段,通过支气管镜检查可观察肿瘤的部位和范围,取到组织做病理学检查,还可根据声带活动、气管可否受压和隆突是否活动来推测手术切除的可能性,目前临床上很多患者是经由支气管活检或细胞学检查而确诊的。

5. 肺部小结节是肺癌吗?

肺结节为小的局灶性、类圆形、影像学表现密度增高的阴影,可单发或多发,不伴肺不张、肺门肿大和胸腔积液。孤立性肺结节无典型症状,常为单个、边界清楚、密度增高、直径≤3厘米且周围被含气肺组织包绕的软组织影。局部病灶直径>3厘米者称为肺肿块,肺癌的可能性相对较大。一般认为>10个弥漫性结节,很可能伴有症状,可由胸外恶性肿瘤转移或活动性感染导致,原发性肺癌的可能性相对很小。

肺部小结节并不等于早期肺癌,肺内很多疾病都会形成结节,良性的如炎症、结核、霉菌、亚段肺不张、出血等。因此肺内的小结节性病灶,可能的诊断可以说是多种多样,良性的包括炎性假瘤、错构瘤、结核球、真菌感染、硬化性肺细胞瘤等。恶性的则可能是原发性肺癌或肺内转移癌。

初次CT检查发现的肺部小结节,80%~90%都是良性病变,但却要高度重视,因为仍有一定比例的早期肺癌,定期检查必不可少。

6. 肺癌有哪些表现？

（1）典型症状：肺癌在早期并没有什么特殊症状，仅为一般呼吸系统疾病所共有的症状，如咳嗽、咳痰、痰中带血、低热、胸痛、气闷等，肺癌晚期可有面、颈部水肿、声嘶、气促等表现。

（2）并发症状：如果肺癌向全身扩散，可发生脑转移等。

7. 肺癌的病理分型有哪些？

肺癌源于支气管黏膜上皮，其病理分型按组织学分类可分为小细胞肺癌和非小细胞肺癌（鳞状细胞癌、腺癌、大细胞癌）；按解剖学部位分类可分为周围型、中央型和弥漫型肺癌。

按组织学分类：

（1）未分化小细胞癌：包括燕麦细胞型、中间细胞型、复合燕麦细胞型。

（2）鳞状细胞癌：简称鳞癌，又称表皮样癌，常为中央型肺癌，包括梭形细胞（鳞）癌，鳞癌在肺癌的各种类型中最为常见，约占一半，男性多发于女性，专家认为与长期大量吸烟有关。

（3）腺癌：分为腺泡状癌、乳头状腺癌、细支气管-肺泡细胞癌 3 种，一般发病年龄较小，女性多发于男性。肺腺癌多数起源于较小的支气管黏膜上皮细胞，少数起源于大支气管。

（4）大细胞癌：临床发病率低，约 1/2 起源于肺部大支气管，病变以周围型巨大肿块多见，常伴有纵隔淋巴转移，一般男性多发于女性。

（5）腺鳞癌：临床较少见，是一种由鳞癌和腺癌组成的混合型肺癌，其大体形态无特异性。

（6）支气管腺瘤：起源于支气管黏膜下黏液腺及腺管上皮细胞，其发病率和恶性程度较低。

8. 肺癌的治疗方式有哪些？

肺癌目前主要治疗方式有化学治疗、放射治疗、外科治疗、靶向药物治疗等。

（1）化学治疗：化学治疗是肺癌的主要治疗方法，90% 以上的肺癌需要接受化学治疗。化学治疗对小细胞肺癌的疗效无论早期或晚期均较肯定，甚至有约 1% 的早期小细胞肺癌通过化学治疗治愈。

（2）放射治疗：根据治疗的目的不同分为根治治疗、姑息治疗、术前新辅助放射治疗、术后辅助放射治疗及腔内放射治疗等。

（3）外科治疗：外科治疗是肺癌首选和最主要的治疗方法，也是唯一能使肺癌治愈的治疗方法。

外科手术治疗肺癌的目的:完全切除肺癌原发病灶及转移淋巴结,达到临床治愈。

(4)靶向药物治疗:肺癌的发生与表皮生长因子(EGF)突变有关。正常的 EGF 基因可以维持人体细胞正常生长,突变后会导致细胞内活动紊乱,使正常细胞变成癌细胞。针对这些突变的基因来设计治疗药物,选择性地破坏带有基因突变的肿瘤细胞,从而达到治疗肿瘤的目的。

9. 肺癌患者手术前,呼吸道准备有哪些?

肺癌患者手术前,呼吸道准备非常重要,目的是预防术后肺部感染,促进伤口愈合。要做到以下几点。

(1)吸烟的患者术前 1 周戒烟。

(2)做深呼吸及有效咳嗽训练。

(3)做吹气球、爬楼梯等活动锻炼心肺功能。

(4)注意口腔卫生,避免感冒,控制感染。

(5)给予雾化吸入,静脉给予止咳化痰药物。

10. 肺癌术前需要做哪些准备工作?

(1)心理准备:①向患者解释手术的必要性。②鼓励患者表达自身感受。③教会患者自身放松的方法。④针对个体情况进行针对性的心理护理。⑤鼓励患者家属和朋友给予患者关心和支持。

(2)完善术前各项检查及特殊标本的留取。

(3)营养支持。

(4)呼吸系统的准备。

(5)环境准备:每日开窗通风 2 次,减少陪护。

(6)治疗基础疾病,对于有心肺疾患、糖尿病、高血压等疾病的患者,术前给予纠正。

(7)指导患者术前进行床上排尿,排便训练。

(8)术前 1 天准备:遵医嘱备血、做药敏试验、采集动脉血气分析并记录。

(9)术晨准备:根据手术方式进行备皮。

11. 肺癌术后下床活动注意事项有哪些?

根据病情,早期进行床上肢体功能锻炼,鼓励患者早期下床活动。

(1)术后第 3 天患者可在他人协助下在床上小坐,站立,活动量逐渐增加直至不需要别人协助。

(2)进行下一步活动前,一定要看好各种管道是否打折或弯曲。

（3）初下床患者体虚，一定不能离开家属视线，穿着合适的衣服鞋子，减少跌倒隐患。

（4）患者在行走过程中，如有任何不适，应及时告知医护人员。

12. 肺癌手术后并发症有哪些？

肺癌手术后常发生的并发症与患者机体本身的因素、手术范围和方式密切相关。主要有以下几种。

（1）呼吸道并发症：如痰液潴留、肺不张、肺炎、呼吸功能不全等。

（2）手术后血胸、脓胸及支气管胸膜瘘：其发病率很低，手术后血胸是一种后果严重的并发症，须紧急救治，必要时应及时再次剖胸止血。

（3）心血管系统并发症：年老体弱、手术中纵隔与肺门的牵拉刺激、低钾、低氧及大出血常成为其诱因。常见的心血管系统并发症有手术后低血压、心律失常、心脏压塞、心力衰竭等。

13. 肺癌发生骨转移就等于无药可救吗？

癌这种疾病有一个非常可怕的现象，就是发生癌细胞骨转移，发生率在30%左右，多发生在中轴骨，主要是脊椎骨、肋骨和骨盆骨，四肢较为少见。这在肿瘤疾病当中非常常见，一旦发生这种情况，那么对于病情控制是极为不利的，会增加治疗难度。肺癌骨转移治疗需要及时科学有效的治疗，肺癌骨转移多是全身多发性骨转移，治疗应最大限度地减轻患者的痛苦和延长患者的生存期，放化疗合并中药治疗为主要治疗方法。

14. 什么是靶向治疗？哪些肺癌患者可以选择靶向治疗？

靶向治疗通俗地讲，就是"有的放矢"，针对性地瞄准一个靶位进行治疗，例如某种药物只对某个器官的肿瘤有效，这个叫器官靶向；细胞靶向，顾名思义，指的是只针对某种类别的肿瘤细胞，药物进入体内后可选择性地与这类细胞特异性地结合，从而引起细胞凋亡；分子靶向，它指的是针对肿瘤细胞里面的某一个蛋白家族的某部分分子，或者是指一个核苷酸的片段，或者一个基因产物，利用分子靶向药物，阻断其生物功能，到达抑制肿瘤细胞生长甚至消退的目的。

分子靶向治疗是肿瘤治疗的一个"闪光点"，凭着它的特异性和有效性，已取得很大成功，是目前国内外治疗的"热点"，在肺癌中的应用也极为广泛。对于化疗失败或者无法接受化疗的患者，基因突变检测阳性的患者，选择分子靶向治疗显示出良好的临床疗效。目前靶向治疗肺癌主要是针对腺癌患者进行。

15. 靶向治疗时为什么进行基因检测?

基因检测是靶向治疗的必要前提,只有明确了患者的致癌基因位点,根据基因的状态选择合适的靶向治疗药物,才能对肿瘤细胞进行抑制或杀伤,达到"有的放矢"的治疗目的。基因检测技术就如同使用"卫星导航"侦查到目标,进行"靶点定位",在肺癌的早期诊断和个体药物敏感、耐药检测中的应用日益重要。

16. 靶向治疗过程中需要注意什么?

靶向治疗目前还是患者在家口服药物为主。在靶向治疗过程中,应注意以下几个方面。

(1)注意观察药物的不良反应,一般易发生皮疹、腹泻及口腔溃疡。皮疹易破溃,要保持皮肤的干净清洁,避免皮肤感染;注意饮食卫生,避免刺激性食物,预防腹泻;注意观察口腔黏膜情况,饭后漱口预防口腔溃疡。

(2)注意药物造成的肝损伤,定期检查肝功能。

(3)注意观察呼吸情况,如果突然出现呼吸困难,要警惕间质性肺炎的发生。

(4)需要定期复查,一个规律的随访至关重要,一般每 2 个月复查一次。

17. 肺癌出院患者的康复护理有哪些?

(1)调整心态:经过外科手术等治疗措施,肺癌是完全有可能治愈的,因此患者对自己的病情和治疗期间的不良反应要有正确的认识,务必保持乐观开朗的情绪,坚信自己一定能够战胜疾病。只有调整心态,树立信心,积极配合治疗,才能调动身体内部的抗病机制,而消极悲观对康复是非常不利的。

(2)注重饮食:维持正常饮食,不要忌口,各种食物只要是清淡、新鲜、富于营养、易于消化的都可以吃。不吃或少吃辛辣刺激性的食物,禁烟酒。

(3)避免感冒:要重视呼吸道的保养,注意气候冷暖变化,尽量避免感冒,如果发生上呼吸道感染,应及时就医用药,彻底治疗,以免发生肺炎。不要在空气污浊的场所停留,避免吸入二手烟、三手烟。

肺癌术出院

(4)定期复查:如果您还有一些刺激性咳嗽,不必紧张,因为肺手术后,支气管残端在愈合过程中可能会引起咳嗽,您要注意有痰一定要及时咳出来。定期、按时进行复查。目前建议肺癌治疗结束第 1 年,每 3 个月复查 1 次;第 2、3 年每半年复查 1 次;以后每年复查 1 次。每次复查需要进行肺部影像学检查。

18. 如何有效预防肺癌？

预防肺癌

　　尽量避免接触与肺癌发病有关的因素,如吸烟、油烟和大气污染,加强职业接触中的劳动保护,可减少肺癌的发病危险。由于目前尚无有效的预防肺癌的药物和疫苗,不吸烟和及早戒烟可能是最有效方法。此外,要尽量远离电离辐射,远离油烟,多食用含有 β-胡萝卜素的蔬菜、水果等。同时定期进行体检,争取早发现、早诊断、早治疗。

19. 哪些人应做肺癌筛查？

　　(1)空气污染地区、长期吸烟(二手烟)者。
　　(2)有毒岗位工作如电镀车间工作者、水泥厂工作者、矿井工作者等。
　　(3)肺部结核、肺尘埃沉着病等慢性疾病患者。
　　(4)家族遗传、免疫力下降以及内分泌紊乱等内在因素。
　　筛查检查:每年一次胸部低剂量 CT 检查、肺癌肿瘤标志物联合检测,根据检查结果定期复查。

(孙爱英　王　方　杨　萍　郭　璐)

(三)乳腺癌

1. 乳腺癌有哪些表现？

　　女性乳腺是由皮肤、纤维组织、乳腺腺体和脂肪组成的,乳腺癌是发生在乳腺腺上皮组织的恶性肿瘤。乳腺癌中 99% 发生在女性,男性仅占 1%。

　　乳腺并不是维持人体生命活动的重要器官,原位乳腺癌并不致命,但由于乳腺癌细胞丧失了正常细胞的特性,细胞之间连接松散,容易脱落。癌细胞一旦脱落,游离的癌细胞可以随血液或淋巴液播散全身,形成转移,危及生命。目前乳腺癌已成为威胁女性身心健康的常见肿瘤。

　　早期乳腺癌往往不具备典型的症状和体征,不易引起重视,常通过体检或乳腺癌筛查发现。以下为乳腺癌的典型体征。

　　(1)乳腺肿块:80% 的乳腺癌患者以乳腺肿块首诊。患者常无意中发现乳腺肿块,多为单发,质硬,边缘不规则,表面欠光滑。大多数乳腺癌为无痛性肿块,仅少数伴有不同程度的隐痛或刺痛。

　　(2)乳头溢液:非妊娠期从乳头流出血液、浆液、乳汁、脓液,或停止哺乳半年以上仍有乳汁流出者,称为乳头溢液。引起乳头溢液的原因很多,常见的疾病有导管内乳头状瘤、乳腺增生、乳腺导管扩张症和乳腺癌。单侧单孔的血性溢液应进一步检查,若伴有乳腺肿块更应重视。

（3）皮肤改变：乳腺癌引起皮肤改变可出现多种体征，最常见的是肿瘤侵犯了连接乳腺皮肤和深层胸肌筋膜的 Cooper 韧带，使其缩短并失去弹性，牵拉相应部位的皮肤，出现"酒窝征"，即乳腺皮肤出现一个小凹陷，像小酒窝一样。若癌细胞阻塞了淋巴管，则会出现"橘皮样改变"，即乳腺皮肤出现许多小点状凹陷，就像橘子皮一样。乳腺癌晚期，癌细胞沿淋巴管、腺管或纤维组织浸润到皮内并生长，在主癌灶周围的皮肤形成散在分布的质硬结节，即所谓"皮肤卫星结节"。

（4）乳头、乳晕异常：肿瘤位于或接近乳头深部，可引起乳头回缩。肿瘤距乳头较远，乳腺内的大导管受到侵犯而短缩时，也可引起乳头回缩或抬高。乳头湿疹样癌，即乳腺 Paget 病，表现为乳头皮肤瘙痒、糜烂、破溃、结痂、脱屑，伴灼痛，以致乳头回缩。

（5）腋窝淋巴结肿大：乳腺癌患者 1/3 以上有腋窝淋巴结转移。患者初期可出现同侧腋窝淋巴结肿大，肿大的淋巴结质硬、散在、可推动。随着病情发展，淋巴结逐渐融合，并与皮肤和周围组织粘连、固定。晚期可在锁骨上和对侧腋窝摸到转移的淋巴结。

2. 怎样早期发现乳腺癌？

定期体检是发现早期乳腺癌的最好方法，我们应该把发现早期乳腺癌作为乳腺体检的重点，35～60 岁的女性更应该把这一项目检查作为重中之重。一些女性因为忽视体检，导致乳腺癌发展到中晚期才被发现，从而错过最佳治疗时机。

没有乳腺疾病的健康女性，自 20 岁开始每月做 1 次自我检查，每 3 年做 1 次乳房健康检查；30 岁开始需要每 2 年做 1 次乳房健康检查；40 岁以上每年做 1 次乳房健康检查。

具有乳腺癌高危因素的女性，如乳腺癌家族史、未生育、未哺乳、初潮早、绝经晚的女性更应按时体检，做好乳腺的健康检查。

3. 哪些人群应定期做乳腺筛查？

（1）女性且有乳腺癌家族史（尤其是母亲、姐妹曾患乳腺癌）。

（2）女性月经初潮早（<12 岁）或绝经迟（>50 岁）。

（3）女性大于 40 岁仍未婚育。

（4）一侧乳房曾患癌的女性。

乳腺钼靶 1～2 年检查 1 次，乳腺彩超每年 1 次，根据检查结果确定定期复查（3 个月、半年、1 年）。

4. 乳腺疾病怎样自查?

乳腺自查

乳房自查的最佳时间是在月经结束后1周,因为月经前和月经期乳腺生理性充血,腺泡增生和腺管扩张,影响检查效果。如果月经不规则,最好在每月同一时间自查。

(1)视查:站在镜子前,双臂上举,观察乳房的形状、大小、颜色和质感。例如有无肿胀、凹陷或乳头的变化。

(2)触查:举起左侧上肢用右手指腹缓慢稳定、仔细触摸左侧乳房,顺时针或逆时针,慢慢检查,不要遗漏任何部位,检查有无肿块、硬结、增厚。轻轻挤压一下乳头,看有没有分泌物。用同样的方法检查对侧乳房。

(3)平卧检查:待检查侧上肢举过头放在枕头上,可以用薄垫放在被检查侧的肩下,这种位置的目的是使乳房平坦,易于检查,检查方法同触查。

5. 乳腺癌有哪些治疗方法?

随着对乳腺癌生物学行为认识的不断深入,以及治疗理念的转变与更新,乳腺癌的治疗进入了综合治疗时代,形成了乳腺癌局部治疗与全身治疗并重的治疗模式。医生会根据肿瘤的分期和患者的身体状况,酌情采用外科手术、放疗、化疗、内分泌治疗、生物靶向治疗及中医药辅助治疗等多种手段。①外科手术在乳腺癌的诊断、分期和综合治疗中发挥着重要作用。②放疗是利用放射线破坏癌细胞的生长、繁殖,达到控制和消灭癌细胞的作用。手术、放疗均属于局部治疗。③化学治疗是一种应用抗癌药物抑制癌细胞分裂,破坏癌细胞的治疗方法,简称化疗。④内分泌治疗是采用药物或去除内分泌腺体的方法来调节机体内分泌功能,减少内分泌激素的分泌量,从而达到治疗乳腺癌的目的。⑤生物靶向治疗是近年来最为活跃的研究领域之一,与化疗药物相比,是具有多环节作用机制的新型抗肿瘤治疗药。⑥中医治疗肿瘤强调调节与平衡的原则,恢复和增强机体内部的抗病能力,从而达到阴阳平衡、治疗肿瘤的目的。

6. 乳腺癌能治愈吗?

关于肿瘤是否达到治愈的标准,世界卫生组织是有一个相应的定义的。那么临床治愈的标准是什么,对乳腺癌来讲,也就是治疗之后,10年没有出现复发转移,我们就认为乳腺癌得到了临床的治愈。但是作为一种恶性肿瘤,我们并没有真正掌握它确切的复发转移的促进因素和发生发展因素,因此一些患者可能会在乳腺癌治疗相当长一段时间之后,仍然可能会面临着局部或者全身出现肿瘤转移的可能性。因此在手术后,即便生存时间非常长,我们仍然也要常规地进行相应的复查工作。

7.乳腺癌术后肢体功能锻炼的方法有哪些？

乳腺癌术后肢体功能锻炼利于术后上肢静脉回流及引流液的流出,利于术后上肢水肿的消退,可明显降低积液、积血、皮瓣坏死及上肢严重水肿等并发症的发生。更重要的是早期功能锻炼减少了瘢痕挛缩的发生,提高了患侧上肢的功能恢复及患者自理能力的重建。

乳腺锻炼

乳腺癌术后肢体功能锻炼应从术后早期开始:术后(1~3 天)进行手指、腕和肘关节的活动;术后 4 天开始锻炼肘部和腕部的功能,内收外展腕关节及肘关节,并限制肩关节活动,以利于腋下伤口的愈合;术后 7 天增加伸屈关节的活动;术后 14 天进行上臂上举、屈肘外展及旋转运动;3 个月后,肢体恢复正常功能,仍需每天坚持锻炼,循序渐进以不感觉劳累为宜,防止活动过度造成损伤。

8.乳腺癌术后肢体功能锻炼注意事项有哪些？

(1)锻炼持续时间应在 6 个月以上,前 3 个月尤为重要。
(2)循序渐进,不宜过急;量力而行避免劳累,防止活动过度造成损伤。
(3)掌握病情,以活动后不引起疲劳疼痛为宜。
(4)注意观察效果,有无不良反应。
(5)在锻炼的同时可逐渐学习自己洗脸、刷牙、吃饭……

9.怎样预防乳腺癌术后上肢淋巴水肿？

上肢淋巴水肿是乳腺癌根治术后一种常见的慢性并发症,10%~30%的患者在乳腺癌术后出现不同程度的淋巴水肿。该并发症一旦发生,可导致患者外观异常、乏力、反复感染、丹毒发作和上肢功能障碍,而这些影响往往会伴随患者终身,严重影响患者的生存质量。因此乳腺癌术后淋巴水肿的预防和处理变得至关重要。应做到以下几个方面:①避免患侧上肢测血压、抽血、注射;②患肢不宜提 5 千克以上重物;③睡眠时不要压迫患肢,可适当垫高;④保持患肢皮肤清洁,不戴过紧的手表、饰物、背包;⑤走路时摆动幅度不宜过大,以免造成水肿;⑥淋浴或洗碗盘时,避免温度变化过大,避免桑拿或热浴,使用防晒产品;⑦做家务或种花草时戴手套,修剪指甲时避免任何损伤;⑧避免患肢过度疲劳,当肢体感到疼痛时要休息,抬高肢体;⑨建议做一些有氧运动,如散步、游泳、骑自行车、做健身操或练瑜伽;⑩淋巴水肿的患者日间佩戴弹力袖套,远距离飞行时加弹力绷带。

10.乳腺癌术后患肢淋巴水肿的治疗方法有哪些？

乳腺癌术后患肢淋巴水肿的治疗方法包括手法按摩、压力泵治疗、微波治疗、药物治疗、手术治疗等。

淋巴水肿

（1）手法按摩：护士进行向心性手法按摩，按摩者用双手扣成环形，自肢体远端向近端用一定的压力推移，每次推压 15 分钟以上，每天 3~4 次。注意动作轻柔（因过度按摩可加重淋巴水肿），以促进静脉和淋巴回流，可有效减轻上肢肿胀，从而有效减轻疼痛。

（2）压力泵治疗：将可充气的袖套置于水肿肢体，间断地充气，使水肿液向心流动。需持续应用，为了保持治疗效果，可在治疗间隙用弹力手套和袖套。此法适用于淋巴水肿早期，明显的皮下纤维化发生前是最有效的。

（3）微波治疗：照射范围包括患侧肩部、腋部及患侧上肢，辐射器距皮肤 1.5~3.0 厘米，每天 2 次，每次 20 分钟。微波治疗可使组织温度升高并可达到深部组织器官。此时，由于血管的扩张，促进了血液循环，改善局部组织的营养，增强了吞噬细胞的吞噬能力，提高代谢功能，加强了病理和代谢产物的吸收和排泄，从而达到消肿作用。

（4）药物治疗：药物治疗只是辅助方式，近期内效果良好，远期效果不佳，可以使用香豆素类药物、七叶皂苷钠、复方丹参注射液等，均能改善淋巴循环，从而缓解上肢水肿症状。

（5）手术治疗

1）降低淋巴组织负荷法：①病变组织切除法；②负压抽吸。

2）重建淋巴回流通道：①淋巴管静脉吻合术；②静脉代淋巴管移植；③淋巴结移植。

（6）心理支持：护士应首先对患者进行心理评估，与患者谈心，关怀、帮助患者，生活上给予照顾。向患者讲解相关方面的知识，给患者以希望。争取家属的积极配合与支持。

（周毅娟　孙雨薇）

四、消化系统肿瘤护理

(一)胃癌

1.胃癌的发病原因有哪些?

(1)环境和饮食因素

1)生活习惯:亚硝胺致病是胃癌发病的经典学说,胃液中亚硝酸盐的含量与胃癌的发病率明显相关。不当饮食、吸烟等能够使人们暴露在亚硝基化合物的影响中,增加胃癌的发病风险。其他饮食因素包括高盐饮食、缺乏新鲜蔬菜、水果摄入等。吸烟及饮酒对多种癌症均有促进作用,对胃癌的影响同样不容忽视。

2)职业因素:部分职业明显与胃癌高风险相关,其中皮具行业最为明显。

(2)感染因素:幽门螺杆菌(HP)感染与胃癌的关系非常密切,在胃癌高发的国家,比如中国和日本,HP 的感染率高。

(3)自身因素:胃癌的进展是一个多步骤进展的复杂过程,遗传不稳定性是胃癌的一个重要特点。

2.胃癌有哪些表现?

早期胃癌患者常无特异症状,随着病情的进展可出现类似胃炎、溃疡病的症状,主要有以下表现。

(1)上腹饱胀不适或隐痛,饭后加重。

(2)食欲减退、嗳气、反酸、恶心、呕吐、黑便等。进展期胃癌除上述症状外,还常出现以下症状。①体重减轻、贫血、乏力。②胃部疼痛:如疼痛持续加重且向腰背放射,则提示可能存在胰腺和腹腔神经丛受侵。胃癌一旦穿孔,可出现剧烈腹痛。③恶心、呕吐:常为肿瘤引起梗阻或胃肠功能紊乱所致。贲门部癌可出现进行性加重的吞咽困难及反流症状,胃窦部癌引起幽门梗阻时可呕吐宿食。④出血和黑便:肿瘤侵犯血管,可引起消化道出血。小量出血时仅有大便潜血试验阳性,当出血量较大时可表现为呕血及黑便。

(3)其他症状:如腹泻(患者因胃酸缺乏、胃排空加快)、转移灶的症状等。晚期患者可出现严重消瘦、贫血、水肿、发热、黄疸和恶病质。

3. 胃癌患者有哪些体征?

一般胃癌尤其是早期胃癌,常无明显的体征,进展期乃至晚期胃癌患者可出现下列体征。

(1)上腹部深压痛,有时伴有轻度肌抵抗感,常是体检可获得的唯一体征。

(2)上腹部肿块,位于幽门窦或胃体的进展期胃癌,有时可扪及上腹部肿块;女性患者于下腹部扪及可推动的肿块,应考虑卵巢印戒细胞癌的可能。

(3)胃肠梗阻的表现:幽门梗阻时可有胃型及振水音,小肠或系膜转移使肠腔狭窄可导致部分或完全性肠梗阻。

(4)腹水征,有腹膜转移时可出现血性腹水。

(5)锁骨上淋巴结肿大。

(6)直肠前窝肿物。

(7)脐部肿块等。

其中,锁骨上窝淋巴结肿大、腹水征、下腹部盆腔包块、脐部肿物、直肠前窝种植结节、肠梗阻表现均为提示胃癌晚期的重要体征。

4. 胃癌患者应做哪些检查?

(1)胃镜检查:能够获取局部胃黏膜组织做诊断。

(2)X 射线气钡双重对比造影:定位诊断优于常规 CT 或 MRI,对临床医师手术方式及胃切除范围的选择有指导意义。

(3)超声检查:因简便易行、灵活直观、无创无辐射等特点,可作为胃癌患者的常规影像学检查。

(4)CT 检查:应为首选临床分期手段,我国多层螺旋 CT 广泛普及,特别推荐胸腹盆腔联合大范围扫描。

(5)MRI:推荐对 CT 对比剂过敏者或其他影像学检查怀疑转移者使用。MRI 有助于判断腹膜转移状态,可酌情使用。

5. 胃癌有哪些治疗方法?

(1)外科治疗:是胃癌综合治疗的基础,近 10 年来,经过东、西方学者的反复论证,目前已经比较统一的观点是进展期胃癌行 D2 手术作为标准术式。腹腔镜是近年来胃癌治疗过程中应用开展的一项新技术,适应证目前比较一致的观点是Ⅰ、Ⅱ及部分Ⅲ期的患者。

(2)新辅助化疗:胃癌新辅助化疗主要目的在于使肿瘤体积缩小,提高手术切除率,改善治疗效果。

（3）术中腹腔内温热化疗:适用于预防、治疗胃癌术后腹膜转移或复发。

（4）术后放化疗:能够显著提高患者术后 3 年生存时间,并且能够显著减少肿瘤复发率,应该成为胃癌综合治疗的一个方面。

6. 胃癌术前需要做哪些准备?

（1）心理准备:保持良好的心态,维持情绪稳定,护士会为您讲解手术的必要性和相关注意事项,使您做到心中有数,减缓紧张、焦虑情绪。

（2）饮食准备:进食高蛋白、高热量以及高维生素的易消化食物。进食遵循少食多餐原则,并禁食刺激性食物。术前 3 天开始进食少渣饮食,术前 1 天仅进流质饮食,术前 12 小时禁食、禁水。目前,快速康复提倡术前 8 小时禁食,4 小时禁水。

（3）生活准备:进行有效咳嗽、咳痰练习。术前 2 ~ 3 天练习床上大小便。禁烟、禁酒。

（4）控制合并症:合并糖尿病者注意饮食以及血糖水平控制合并高血压者需强调情绪控制以及低钠饮食,遵医嘱用药,注意控制血压水平。

7. 胃癌的术后饮食护理有哪些?

术后 1 ~ 3 天内为禁食期。此期处于手术创伤期。由于肿瘤消耗大量营养素,影响吸收功能,加之手术损伤,吻合口尚未愈合,肠道功能尚未恢复。胃肠未通气之前禁饮食、留置胃管行胃肠减压,以减少胃内容物对吻合口的刺激,减轻胃张力,并预防吻合口瘘及水肿。在此期间靠静脉输液及全胃肠外营养供给营养和水分,维持机体的生理需要及水、电解质平衡。

术后 4 ~ 6 天为进食期。此时患者体温开始下降,肠蠕动功能基本恢复,吻合口基本吻合。由于胃全部或大部分切除,肠管代胃容量较小,功能尚未完全恢复,其排泄较慢。如无腹痛腹胀,肛门已排气,可拔除胃管进食流质。

进食流质时可进食少量温水,逐步进食肉汤、鱼汤等流质,并注意少量多餐。因胃的容量比原来小了几倍,所以每次少量进食,增加吃饭次数弥补食量不足,满足机体对营养物质的需求。具体而言,饮食护理应注意以下几点。

（1）流质以米汤、蛋汤、菜汤、藕粉为宜,避免引起肠胀气的食物。

（2）半流质饮食应选择高蛋白、高热量、高维生素、低脂肪、新鲜、易消化的食物。

（3）食物烹调时应少盐、忌辛辣、避免油煎烟熏等,尽量切碎炖烂。

（4）进食时注意食物的温度,食物过热容易损伤胃肠黏膜,特别易伤及刚愈合的吻合口,甚至造成吻合口瘘等严重并发症。而食物过冷容易刺激肠蠕动,导致腹泻,使营养物质流失,所以适宜的食物温度是非常重要的。

（5）进食后注意有无不适，如恶心、呕吐、腹胀、腹痛、腹泻等，防止并发症的发生。

8. 哪些人应该做胃癌筛查？

（1）有胃癌、食管癌家族史者。

（2）有慢性萎缩性胃炎、胃息肉、消化道溃疡等病史。

（3）喜食烫、辣、熏烤、硬质等刺激性食物，有饮食不规律、长期缺乏新鲜蔬菜、饮食不洁等不良饮食习惯。

（4）抽烟、酗酒，年龄大于40岁。

（5）抑郁、焦虑、精神压力大。

筛查项目：胃镜、胃蛋白酶原检测、幽门螺杆菌检测、肿瘤标记物联合检测。根据检查结果定期复查。

9. 如何预防胃癌的发生？

预防胃癌从生活小事做起。适当的体育锻炼，比较好的体育锻炼方式有做广播体操、慢走、跳舞、骑车等。合理的作息时间对胃部保养也很关键。养成科学健康的饮食习惯。时刻保持头脑清醒和高度的警惕，消除胃癌发生的根基和土壤。在生活中应注意以下几点。

（1）避免进食粗糙食物。

（2）少吃或不吃盐腌制品。

（3）多吃新鲜的蔬菜和水果，多饮牛奶。

（4）少吃烟熏、油炸和烘烤食物。

（5）改进饮食习惯和方式：要按时进食，避免暴饮暴食；食物不能过烫，进食不宜过快；进食时情绪愉快，欢乐开朗；不饮烈酒，不抽烟。

（6）癌前病变的胃癌高危对象应定期复查。

（二）结直肠癌

1. 结直肠癌的发病原因是什么？

（1）饮食习惯：通过研究证明，结直肠癌的发病与高脂肪、高含量蛋白质饮食有关。其中，长期高脂饮食是导致结直肠癌的一个重要原因。可能的原因是脂肪的消化吸收必须依靠胆汁酸的分泌，长期高浓度的肠道胆汁酸是致癌高危因素。高含量蛋白饮食亦是导致结直肠癌的原因。一般情况下，蛋白在消化液和部分肠道细菌的作用下分解产生氨基酸，而在高浓度胆汁酸环境下产生的部分氨基酸具有致癌性。

（2）维生素缺乏：维生素是人体必不可少的营养元素，缺乏后可导致多种疾病的发生。维生素有着预防恶性肿瘤发生的功能。有研究发现,体内叶酸水平长期不足与结直肠癌有密切的关系,原因是叶酸的长期不足可能促使细胞的肿瘤抑制基因启动子发生异常甲基化。

(3)肠道菌群的影响:部分学者发现,结直肠癌患者的肠道内会有不同程度的菌群结构比例失调,新鲜大便中的主要特点为需氧菌相对厌氧菌的比例增高。并且相对于普通健康人的肠道菌群,核梭杆菌在结直肠癌患者肠道菌群中的比例增高,这可能与结直肠癌淋巴结转移有关。

(4)亚硝酸盐类:亚硝酸盐化合物可促使多种恶性肿瘤的发生,提高多种组织患癌的风险性。这类物质存在食品添加剂和腌制的肉、蛋、菜等长期保存的食品中。硝酸盐在消化道中转变成亚硝酸盐,然后化合胺产生致癌亚硝胺,导致了结直肠癌的发生,同时还有其他各种消化系统恶性肿瘤。

2. 结直肠癌有哪些表现?

早期结直肠癌可无明显症状,病情发展到一定程度可出现下列症状。
(1)排便习惯改变。
(2)大便性状改变(变细、血便、黏液便等)。
(3)腹痛或腹部不适。
(4)腹部肿块。
(5)肠梗阻相关症状。
(6)贫血及全身症状,如消瘦、乏力、低热等。

3. 结直肠癌相关的检查有哪些?

(1)体格检查
1)一般状况检查:评价全身浅表淋巴结特别是腹股沟及锁骨上淋巴结的情况。
2)腹部视诊和触诊:检查有无肠型、肠蠕动波,腹部叩诊及听诊检查了解有无移动性浊音及异常肠鸣音。
3)直肠指检:凡疑似结直肠癌者必须行常规肛门直肠指检,了解直肠肿瘤大小、大体形状、质地、占肠壁周径的范围,基底部活动度,肿瘤下缘距肛缘的距离,肿瘤向肠外浸润状况,与周围脏器的关系,有无盆底种植等,同时观察有无指套血染。
(2)化验检查
1)血常规:了解有无贫血。
2)尿常规:观察有无血尿,结合泌尿系影像学检查了解肿瘤是否侵犯泌尿系统。
3)大便常规:注意有无红细胞、白细胞。

4)粪便隐血试验:针对消化道少量出血的诊断有重要价值。

5)了解生化、电解质及肝、肾功能等。

6)结直肠癌患者在诊断、治疗前、评价疗效、随访时必须检测癌胚抗原、糖类抗原,有肝转移患者建议检测甲胎蛋白。

(3)内窥镜检查:直肠镜和乙状结肠镜适用于病变位置较低的结直肠病变。所有疑似结直肠癌患者均推荐全结肠镜检查,但以下情况除外。①一般状况不佳,难以耐受;②急性腹膜炎、肠穿孔、腹腔内广泛粘连;③肛周或严重肠道感染。

(4)影像学检查:常用的影像学检查有 X 射线、超声、CT、MRI、PET-CT 等。

4. 结直肠癌的手术治疗方法有哪些?

(1)传统手术治疗:临床上针对结直肠癌主要采取手术治疗,手术治疗方式根据肿瘤的原发病灶位置以及肿瘤播散程度来决定。一般的治疗方式以结直肠区段切除术、经肛门局部切除及经肛门显微手术等局部切除手术治疗为主。

(2)腹腔镜手术治疗:目前,腹腔镜下对结直肠癌患者进行手术治疗已经成为临床上常规使用的治疗方式。它与传统的开放性手术治疗方式相比,患者医源性组织损伤少,术后恢复较快,机体损伤少,术后并发症少,术后恢复时间短,患者疼痛指数下降,恢复期的精神心理状况和生活质量也更好。

(3)姑息性手术治疗:姑息性手术是相对于根治性手术而言,指患者的肿瘤浸润范围太大或已转移,不能通过手术进行根治性切除;或患者具有严重心肺疾病,不能耐受较大手术治疗带来的影响,但可以通过其他较小手术维持患者体内器官的功能,缓解临床不适,延长生命,提高生活质量。

5. 结直肠癌非手术治疗方法有哪些?

(1)放射治疗:常在直肠癌的术前新辅助治疗及术后辅助治疗中应用。术前放疗可显著增加患者行根治性手术的机会,减少不良疾病预后,提高患者生存时间和生存率。

(2)化学治疗:5-氟尿嘧啶和卡培他滨、亚叶酸钙、奥沙利铂和伊立替康等是结直肠癌化疗最常用的药物种类。治疗方案可以选择上述药物的联合或者单药方案治疗(部分药物不能单独应用),具体还应结合患者的分期、状态等情况确定。

6. 结直肠癌化疗不良反应有哪些?

根据化疗的药物选择不同,不良反应可能会有所不同,常见的不良反应如下。

(1)胃肠道反应以恶心、呕吐多见,有的会出现便秘、腹泻、腹痛等反应。

(2)骨髓抑制也是常见的不良反应,其中以白细胞减少最为常见,其次是血小板减少。

(3)肝、肾功能损害表现。

(4)脱发发生率较低,而且往往都能再生。

(5)化疗的局部不良反应,如静脉炎和局部化疗药物外渗造成的局部受损。

7. 结直肠癌患者术前应注意什么?

(1)了解疾病和治疗,树立战胜疾病的信心:①了解手术治疗的优点,以及本科室手术成功的病例,增强对医生的信任感和治疗信心。②多方面给以人文关怀,使患者获得情感和经济支持,减少心理顾虑。

(2)饮食护理:①评估营养状况,对体质瘦弱、营养不良、饮食不佳的患者鼓励其进食高蛋白质、高热量、高维生素、易消化饮食。②对不适合经口进食者予以静脉营养支持,补充脂肪乳剂及氨基酸,同时给予适当补充肠内营养液,以提高患者对手术的耐受能力。

(3)生活护理:①为防止术后肺部感染,术前戒烟2周。②对有上呼吸道感染者,须控制炎症后再行腹腔镜手术治疗。③术前练习胸式深呼吸和有效的咳嗽动作,即先深吸气后关闭声门,而后胸腹肌骤然收缩,将气冲出呼吸道,术后咳嗽要按住伤口。有效的咳嗽有利于分泌物排出,减少细菌在呼吸道繁殖的机会,降低术后肺部感染的发生率。

(4)脐部皮肤准备:皮肤清洁是预防切口感染的主要环节,清洁时需动作轻柔,保持皮肤的完整性是关键。

8. 结直肠癌术后体位怎么办?

(1)患者回病房后,在麻醉未完全清醒前给予去枕平卧位,头部偏向一侧,以免发生误吸。吸氧2～3升/分,心电监护,观察神智、呼吸和腹部情况等。

(2)全麻清醒后,生命体征平稳者改为低半卧位,盆腔低于腹腔,使腹腔内渗出物积聚于盆腔,减少对膈肌的压迫,以改善通气和减轻腹部切口张力,减轻术后疼痛及相关不适感。

9. 结直肠癌术后何时可以正常饮食?

(1)术后早期禁食禁饮,胃肠减压,经静脉给予营养支持及补充水分,常采用多种氨基酸、脂肪乳、多种维生素等,并根据营养情况适量补充人血白蛋白。

(2)停止胃肠减压后当日即给予口服温开水,如无不适,第 3 天给予全量流食饮食,第 4 天即可食用半流质饮食。

(3)定时定量,少食多餐,进食以高蛋白、高维生素、高热量、低脂肪为主,适当补充铁剂和维生素。

(4)忌食产气食物,戒烟酒,保持大便通畅。

(5)进行饮食干预过程中注意观察进食后的反应,若发现腹痛、腹胀、呕吐等情况应立即报告医生处理。

10. 结直肠癌手术后什么时候开始活动?

(1)手术当天可床上活动以及按摩四肢。

(2)术后第 1 天鼓励患者可在协助状态离床活动,以促进下肢血液回流,同时观察下肢温度,有无肿胀、麻木等,如有以上症状应及时报告医生处理。

(3)早期活动还可促进肠蠕动,防止肠粘连和肠梗阻的发生,同时还要改善呼吸功能,防止肺部并发症的作用。

(4)活动要适度,避免下蹲动作,以免会阴部切口撕裂。

11. 结直肠癌手术后胃管和腹腔引流管护理注意事项有哪些?

(1)患者术后大多常规保留胃肠减压管及腹腔引流管持续减压,以减少术后胃内积气、积液及内容物对吻合口的刺激。

(2)腹腔引流管一般术后 24 小时内有少量暗红色液体流出,最初引流量小于 300 毫升,若 1 小时内引流量大于 100 毫升,则提示有腹腔内出血的可能,应立即报告医生进行处理。

(3)留管期间要妥善固定引流管,防止扭曲、打折、受压等,离床活动时,引流管应低于引流口的位置,防止逆行感染。腹腔引流管一般留置 3~5 天,无明显液体引出,B 超提示腹腔无积液即可以拔管。

12. 怎么护理肠造口?

(1)树立战胜疾病的信心,愉悦地接受造口。

(2)学会造口的自我护理方法,从情感上和术后生活自理上获得支持,早日回归社会。

(3)术后 7 天内避免端坐或长时间下蹲,术后 7~10 天禁止灌肠,以防止吻合口水肿和张力增加。

（4）学会造口袋粘贴的正确方法，对造口周围皮肤凹凸不平的给予防漏膏或使用凸面底盘的造口袋，以确保粪便的有效收集，减少渗漏，以保持造口周围皮肤的清洁干燥。此外，也可使用皮肤保护膜及护肤粉等避免肠液长时间刺激造口引起周围皮肤的破溃。观察到切口渗液时，特别注意是否有肠内容物。

13. 直肠癌造口术后注意事项有哪些？

（1）服装：衣着以柔软舒适宽松为原则，无须制作特别的衣服。适度弹性的腰围不会伤害造口，也不会妨碍运动。

（2）工作：一般造口患者术后半年可恢复原有工作，避免过重的体力劳动，注意劳逸结合，造口不会影响工作。

（3）沐浴：一旦伤口愈合即可沐浴，水对造口没有影响。最好选用无香精的沐浴液以清洁身体及造口，若带着造口袋沐浴，可选用防水胶布贴在造口袋底盘的四周，浴毕揭掉胶布即可。

（4）运动：为了保持身体健康及正常的生理功能，可保持适度的运动，如游泳、跑步等。游泳时可用迷你造口带或使用造口栓，要避免碰撞类运动，如拳击、打篮球等。运动时用造口腹带约束效果更好。

14. 结直肠癌如何预防？

通过下列措施可以降低结直肠癌的发生风险。

（1）调整饮食：少吃高脂食物，多吃富含维生素和纤维素的食物，如水果、蔬菜等。

（2）运动：适当地锻炼，尤其是肥胖者，能够降低癌症的发生率。

（3）戒烟、戒酒。

（4）正确治疗结直肠良性病变，如溃疡性结直肠炎、腺瘤、息肉等病变。

（5）定期体检：特别是有家族史、家族性息肉病等高危因素的人，更应该定期体检。

15. 结直肠癌术后怎样复查？

结直肠癌术后的复查时间建议术后 2 年内每 3 个月复查 1 次，2～5 年，每 6 个月复查 1 次，5 年后每 12 个月复查 1 次。如果期间有不舒服的情况及时就医。

结直肠癌术后的检查项目包括：体格检查；血常规、肿瘤标志物 CEA、CA19-9 等；粪便常规+潜血；胸部 CT，腹部的可以采用超声、CT 或者磁共振等检查。结肠镜检查建议每年做 1 次，如发现息肉，根据大小和类型可行肠镜下息肉电切术。不建议将 PET-CT 作为常规检查项目。

16. 哪些人群应该做结直肠癌筛查?

(1)长期高脂肪、高蛋白、高热量饮食者。

(2)年龄>40 岁,酗酒、喜食油炸食物、缺乏维生素及微量元素者。

(3)有溃疡性结肠炎、大肠腺瘤、大肠息肉等慢性结肠病者。

(4)有家族性腺病性息肉病、遗传性非息肉病性结直肠癌家族史者。

(5)长期便血、腹泻、便秘者。

筛查检查:直肠指检、肿瘤标志物检测,肠镜每 3 ~ 5 年 1 次。根据检查结果定期复查。

(李艳玲　王　艳　王世罕)

(三)肝癌

1. 什么是肝癌?

肝癌是指肝脏的恶性肿瘤。肝癌又包括转移性肝癌和原发性肝癌。人们常说的肝癌,通常是指原发于肝脏的癌症,属于我国高发性肿瘤,且危害极大。肝癌按起源途径不同分为 2 种,一种来源于胆管细胞,另一种来源于肝细胞。肝细胞癌是肝癌最常见的病理类型,占全部原发性肝癌的 80% ~ 90% 。而转移性肝癌,是指通过其他部位或其他器官的肿瘤转移而来。临床常见有直肠癌肝转移、结肠癌肝转移及胃癌肝转移等。

2. 肝癌的发病原因有哪些?

认识肝癌

(1)肝硬化:肝癌合并肝硬化的比例很高,我国占 53.9% ~ 90% 。肝癌中以肝细胞癌合并肝硬化最多,占 64.1% ~ 94% ;而胆管细胞癌很少合并肝硬化。

(2)病毒性肝炎:临床上肝癌患者常有急性肝炎→慢性肝炎→肝硬化→肝癌的病史,研究发现肝癌与乙型肝炎病毒、丙型肝炎病毒和丁型肝炎病毒引起的病毒性肝炎有较肯定的关系。

(3)黄曲霉毒素:主要是黄曲霉毒素 B_1,源于霉变的玉米和花生等。

(4)饮水污染:各种饮水类型与肝癌发病关系依次为宅沟水(塘水)>泯沟水(灌溉水)>河水>井水。污水中已发现水藻素等多种致癌或促癌物质。

(5)其他:亚硝胺、烟酒、肥胖等可能与肝癌发病有关;肝癌还有明显的家族聚集性。

3.肝癌有哪些表现?

(1)肝区疼痛:最常见和最主要的症状,约半数以上患者以此为首发症状。多呈间歇性或持续性钝痛、胀痛或刺痛,夜间或劳累后加重。

(2)消化道症状:表现为食欲减退、腹胀、恶心、呕吐或腹泻等,易被忽视,且早期不明显。

(3)全身症状:消瘦、乏力早期不明显,随病情发展而逐渐加重,晚期体重进行性下降,可伴有贫血、出血、腹水和水肿等恶病质表现。发热多为不明原因的持续性低热或不规则发热,其特点是抗生素治疗无效,而吲哚美辛栓常可退热。

(4)伴癌综合征:肝癌组织本身代谢异常或癌肿引起的内分泌或代谢紊乱的综合征,较少见。主要有低血糖、红细胞增多症、高胆固醇血症及高钙血症等。

4.肝癌需要做哪些检查?

(1)化验检查

1)肝癌血清标志物检测,主要有以下两项。①甲胎蛋白(AFP)测定:是诊断原发性肝细胞肝癌最常见的方法和最有价值的肿瘤标志物。②其他肝癌血清标志物:异常凝血酶原(DCP)和岩藻糖苷酶(AFU)对 AFP 阴性的肝细胞肝癌诊断有一定价值。

2)血清酶学检查:各种血清酶检查对原发性肝癌的诊断缺乏专一性和特异性,只能作为辅助指标。

3)肝功能及病毒性肝炎检查:有助于肝癌的定性诊断。

4)肝功能储备测定:有助于判定手术耐受性。

(2)影像学检查

1)B 超:是诊断肝癌最常用的方法,可作为高发人群首选的普查工具或用于术中病灶定位。

2)CT 或 MRI:能显示肿瘤的位置、大小、数目及其与周围器官和重要血管的关系,有助于制定手术方案。

3)肝动脉造影:此方法肝癌诊断准确率最高。

4)正电子发射计算机断层扫描:局部扫描可精确定位病灶解剖部位及反映病灶生化代谢信息;全身扫描可了解整体状况和评估转移情况。

5)发射体层仪(ECT):ECT 全身骨显像有助于肝癌骨转移的诊断。

5. 早期肝癌平均生存期是多少?

病灶小于 2 厘米都是属于早期的情况。一般来说病灶越小采取手术治疗后复发及转移的概率越小,预后越好。因此病灶小的肝癌预后生存期有的可以达到 5 年以上。病灶越大越容易复发及转移,手术治疗后需要定期复查。如果病灶接近 2 厘米则需要采取介入动脉灌注化疗。如果存在乙肝病毒高需要采取抗病毒的药物治疗。

原发性肝癌患者早期症状不明显、不易发现,发现多是因为明显的症状和体征,此时多为中晚期肝癌。进展为中晚期的肝癌患者多数伴有不同程度的转移,因为肝脏血液循环较好,极容易扩散转移。中晚期的肝癌预后不太理想。但是患者调整心态、积极地配合治疗还是有希望获得最大生存期限的,有救治价值,不应当放弃治疗。

6. 如何发现早期肝癌?

根据《原发性肝癌规范化诊治专家共识》,对于肝癌高危人群,即年龄≥35 岁的男性、具有乙肝和(或)丙肝病毒感染者、嗜酒者,应每隔 6 个月进行一次筛查,主要包括血清甲胎蛋白(AFP)和肝脏超声检查两项。对 AFP>400 微克/升而超声检查未发现肝脏占位者,应注意排除妊娠、活动性肝病以及生殖腺胚胎源性肿瘤。如能排除,应做肝脏 CT 和(或)MRI 等检查。

如甲胎蛋白(AFP)升高但未达到诊断水平,除了应该排除上述可能引起甲胎蛋白增高的情况外,还应密切追踪甲胎蛋白的动态变化,将超声检查间隔缩短至 1~2 个月,需要时进行 CT 和(或)MRI 检查。

7. 肝癌有哪些治疗方法?

肝癌的治疗方法很多,目前肝癌治疗总的原则是早期发现和早期诊断,强调实施规范化综合治疗。

肝癌常用的治疗方法有手术和非手术治疗两种。手术治疗指肝癌切除术,是肝癌首选的治疗方法,能够完整地清除肿瘤组织,达到根治的目的。目前我国每年大约开展 4 000 例肝移植手术,技术已经非常成熟,其中肝癌肝移植者比例占 40%,肝癌肝移植患者的长期生存率和无瘤生存率显著优于接受肝切除治疗的患者。

肝癌非手术治疗包括动脉化疗栓塞、局部消融治疗(射频消融、微波消融、酒精注射、高强度聚焦超声)、放疗以及分子靶向治疗等,适用于手术前后的辅助治疗及不能手术切除的中晚期肝癌患者,以达到控制疾病延长期的目的。对于晚期肝癌患者,近两年问世的新的分子靶向药物索拉非尼可以延缓肿瘤进展,明显延长生存期,为肝癌患者预后改善带来了希望。

8.肝癌手术后饮食护理有哪些?

（1）手术后早期禁饮食,胃肠减压。

（2）肠蠕动恢复、胃肠道通气后停止胃肠减压,给予流质饮食,逐渐过渡到半流质饮食、普食。

1)流食:米油、稀饭、米汤、咸菜汤、豆浆、果汁、菜汁等,每天以 5～6 顿为宜,少食多餐。

2)半流食:小米粥、大米粥、豆腐脑、混沌、面片汤、鸡蛋羹等。每次饮食不要过饱,嚼碎,半流食中间可进流食。

3)普食:即普通饮食。各种面食、炒菜等。以营养易消化饮食为主,禁食生、冷、硬、油炸、辛辣等刺激性食物。

出院饮食指导:戒烟戒酒,忌食辛辣、生硬食物,忌腥味;给予舒肝利胆利湿退黄、清热解毒的食物,如鸡骨草冲剂、西瓜、玉米、绿茶等;继续"三高一低"饮食,鼓励多饮水,以增加食欲。

9.肝癌术后活动注意事项有哪些?

（1）手术后护士根据病情指导患者进行功能锻炼。一般情况下,术后 1～2 天 坐在床上或床边站立,1 次/天;3～5 天床边少许活动,6～7 天室内外增加活动量。

（2）患者体力还未恢复,较虚弱,必须由家属 24 小时陪同,如有任何不适,及时告知医务人员。注意各引流管管道,避免受压、扭曲、折叠或扯拽。

10.肝癌手术后引流管如何护理?

妥善固定好各种管道,避免管道受压、扭曲、保持引流通畅,按时观察记录引流液的量、色、性状。

（1）胃管:通过胃管给予胃肠减压,以减轻胃肠道压力,术后待患者肠鸣音恢复、肛门排气后,可夹闭胃管,观察有无腹胀、腹痛,24 小时后即可遵医嘱拔除胃管。

（2）腹腔引流管:应妥善固定,防牵拉。卧位时注意引流管不要高于腋中线,起身活动时引流管不要高于手术切口。引流液过多、颜色过深及时通知医生。

（3）尿管:妥善固定防牵拉,准确记录每日尿量,尿袋不可高于膀胱。如有膀胱持续涨满感或引流出的尿液异常及时通知医生。拔出尿管前进行膀胱功能锻炼。

（四）胆囊癌

1. 胆囊癌的发病原因有哪些？

认识胆囊癌

胆囊癌病因尚不明确,流行病学显示 80% 患者合并有胆囊结石,可能与胆囊黏膜受结石长期物理性刺激、慢性炎症及细菌代谢产物中的致癌物质等因素有关。此外,可能的致癌因素还有萎缩性胆囊炎、胆囊息肉样病变、胆管囊肿空肠吻合术后、完全钙化的"瓷化"胆囊等。

2. 胆囊癌有哪些表现？

胆囊癌发病隐匿,早期无特异性症状。部分患者可因胆囊结石切除胆囊时意外发现。合并胆囊结石或慢性胆囊炎者,早期多表现为胆囊结石或胆囊炎的症状。当肿瘤侵犯浆膜层或胆囊床时,患者出现右上腹痛,可放射至肩背部,胆囊管梗阻时可触及肿大的胆囊。胆囊癌晚期,患者可在右上腹触及肿块,并出现腹胀、体重减轻或消瘦、贫血、黄疸、腹水及全身衰竭等。少数肿瘤可穿透浆膜,导致胆囊急性穿孔、急性腹膜炎、胆道出血等。

3. 胆囊癌需要做哪些检查？

（1）化验检查:血清癌胚抗原（CEA）,肿瘤标志物糖类抗原 CA199、CA125 等均可升高,但无特异性。

（2）影像学检查:B 超、CT 检查可见胆囊不同程度增厚或显示胆囊内新生物,亦可发现肝转移或淋巴结肿大;增强 CT 或 MRI 可显示肿瘤的血供情况。

4. 胆囊癌手术后引流管如何护理？

妥善固定好各种管道,避免管道受压、扭曲、保持引流通畅,按时观察记录引流液的量、色、性状。

（1）胃管:通过胃管给予胃肠减压,以减轻胃肠道压力,术后患者待肠鸣音恢复、肛门排气后,可夹闭胃管,观察有无腹胀、腹痛,24 小时后即可遵医嘱拔除胃管。

（2）腹腔引流管:应妥善固定,防牵拉。卧位时注意引流管不要高于腋中线,起身活动时引流管不要高于手术切口。引流液过多,颜色过深及时通知医生。

（3）尿管:妥善固定防牵拉,准确记录每日尿量,尿袋不可高于膀胱。如有膀胱持续涨满感或引流出的尿液异常及时通知医生。拔出尿管前进行膀胱功能锻炼。

胸腔引流管护理

（4）T管：妥善固定，每天记录胆汁量。拔管一般在术后2周，无腹痛、发热，黄疸消退，血象、血清黄疸指数正常，胆汁清亮，引流量减少至200毫升，胆管造影证实胆管无狭窄、结石、异物，胆道通畅，夹闭试验无不适时，可考虑拔管，由医生进行相关操作；对于带T管出院的患者，要在当地医院每天更换引流袋，妥善固定，防牵拉，注意观察引流液的颜色、量、性状等，检测体温，有任何不适，及时就医。

5.胆囊癌手术后饮食上注意什么？

（1）手术后早期禁饮食，胃肠减压。

（2）肠蠕动恢复、胃肠道通气后停止胃肠减压，给予流质饮食，逐渐过渡到半流质饮食、普食。

1）流食：米油、稀饭、米汤、咸菜汤、豆浆、果汁、菜汁等，每天以5~6顿为宜，少食多餐。

2）半流食：小米粥、大米粥、豆腐脑、馄饨、面片汤、鸡蛋羹等。每次饮食不要过饱，嚼碎，半流食中间可进流食。

3）普食：即普通饮食。各种面食、炒菜等。以营养易消化饮食为主，禁食生、冷、硬、油炸、辛辣等刺激性食物。

6.胆囊癌手术后如何活动？

（1）手术后护士根据病情指导患者进行功能锻炼。一般情况下，术后1~2天坐在床上或床边站立，1次/天；3~5天床边少许活动，6~7天室内外增加活动量。

（2）患者体力还未恢复，较虚弱，必须有家属24小时陪同，如有任何不适，及时告知医务人员；注意各引流管管道，避免受压、扭曲、折叠或扯拽。

（五）胰腺癌

1.胰腺癌的发病原因有哪些？

胰腺癌好发于高蛋白、高脂肪饮食者及嗜酒、吸烟者。长期接触某些金属、石棉、N-亚硝基甲烷的人群及糖尿病、慢性胰腺炎患者，胰腺癌的发病率明显高于一般人群。

认识胰腺癌

2.胰腺癌有哪些表现？

（1）上腹痛：是最早出现的症状，因胰管梗阻引起胰管内压力增高，甚至小胰管破裂，胰液外溢至胰腺组织呈慢性炎症所致，疼痛可向肩背部或腰肋部放射。

（2）黄疸：是主要的症状，约80%的胰腺癌患者在发病过程中出现黄疸，以胰头癌患者最常见。

（3）消化道症状：早期常有食欲减退、上腹饱胀、消化不良、腹泻等症状；部分患者可出现恶心、呕吐。

（4）消瘦和乏力：是主要临床表现之一，随着病程进展，患者消瘦乏力、体重下降越来越严重，同时伴有贫血、低蛋白血症等。

（5）其他：可出现发热、胰腺炎发作、糖尿病、脾功能亢进及血栓性静脉炎等。

3. 胰腺癌需要做哪些检查？

（1）化验检查：血清生化检查、免疫学检查。

（2）影像学检查：B 超、内镜超声检查、CT、内镜逆行胰胆管造影、经皮肝穿刺胆囊造影、MRI、MRCP 等。

（3）细胞学检查：做 ERCP 时收集胰液查找癌细胞，以及在 B 超或 CT 引导下经皮细针穿刺胰腺病变组织行细胞学检查，是有价值的诊断方法。

如何早期发现胰腺癌

4. 胰腺癌手术后引流管如何护理？

妥善固定好各种管道，避免管道受压、扭曲、保持引流通畅，按时观察记录引流液的量、色、性状。

（1）胃管：通过胃管给予胃肠减压，以减轻胃肠道压力，术后待患者肠鸣音恢复、肛门排气后，可夹闭胃管，观察有无腹胀、腹痛，24 小时后即可遵医嘱拔除胃管。

（2）腹腔引流管：应妥善固定，防牵拉。卧位时注意引流管不要高于腋中线，起身活动时引流管不要高于手术切口。引流液过多，颜色过深及时通知医生。

（3）尿管：妥善固定防牵拉，准确记录每日尿量，尿袋不可高于膀胱。如有膀胱持续涨满感或引流出的尿液异常及时通知医生。拔出尿管前进行膀胱功能锻炼。

5. 胰腺癌手术后饮食护理有哪些？

（1）手术后早期禁饮食，胃肠减压。

（2）肠蠕动恢复、胃肠道通气后停止胃肠减压，给予流质饮食，逐渐过渡到半流质饮食、普食。

1）流食：米油、稀饭、米汤、咸菜汤、豆浆、果汁、菜汁等，每天以 5~6 顿为宜，少食多餐。

2）半流食：小米粥、大米粥、豆腐脑、馄饨、面片汤、鸡蛋羹等。每次饮食不要过饱,嚼碎,半流食中间可进流食。

3)普食:即普通饮食。各种面食、炒菜等。以营养易消化饮食为主,禁食生、冷、硬、油炸、辛辣等刺激性食物。

6. 胰腺癌手术后怎么活动?

(1)手术后护士根据病情指导患者进行功能锻炼。一般情况下,术后1~2天坐在床上或床边站立,1次/天;3~5天床边少许活动,6~7天室内外增加活动量。

(2)患者体力还未恢复,较虚弱,必须由家属24小时陪同,如有任何不适,及时告知医务人员;注意各引流管管道,避免受压、扭曲、折叠或扯拽。

7. 胰腺癌手术后怎样复查?

当您出院时,主管医生会告诉您复查时间,请您及时复查。

一般情况下建议术后1年内每3个月复查1次,2~5年内半年复查1次。但是如果需要继续治疗时,请您按医生的医嘱及时来院治疗。若出现不适症状,如水肿、食欲明显减退、消瘦、黄疸、出血倾向、腹痛等,请随时就诊。

（王红军　王敬范）

五、泌尿系肿瘤护理

（一）肾癌

1. 什么样的人容易患肾癌?

肾癌,又称为肾细胞癌、肾腺癌,起源于肾小管上皮,占肾恶性肿瘤的80% ~90%,是成人最常见的肾脏肿瘤。男女之比约为 2：1,可见于各个年龄段,高发年龄为 50 ~70 岁。

肾癌的发病原因不明,可能的原因有吸烟、肥胖和高血压、长期接触化工产品、放射、遗传、饮食因素等(调查发现高摄入乳制品、动物蛋白、脂肪,低摄入水果、蔬菜是肾癌的危险因素)。其多发人群有遗传性肾癌家族史者;中年以上的吸烟、酗酒、患高血压的"胖"男人。

2. 肾癌有哪些表现?

目前,临床上 40% 以上的肾癌是因健康体检或其他原因检查而偶然发现的,无明显症状或体征,且其发现率逐年升高,大部分为早期病变,预后良好。因此,定期体检很重要。血尿、腹部肿块、腰痛被称为"肾癌三联征"。

(1)血尿:约 40% 的肾癌患者出现血尿,通常表现为间歇性、无痛、全程肉眼血尿,间歇期可无肉眼血尿,但仍有镜下血尿。

(2)腹部肿块:肾脏位于腹膜后,位置深,腹部触诊时摸不到,只有当肿瘤较大或位于肾下极才可触及肿块,10% ~40% 患者可扪及腹部肿块,有时可为唯一的症状。

(3)疼痛:腰痛是因肿瘤长大后肾包膜张力增加或侵犯周围组织而发生,表现为持续性钝痛。肿瘤出血致肾被膜下血肿也可出现钝痛或隐痛。肿瘤侵犯邻近组织器官如腰大肌或神经可引起持续而严重的腰背部疼痛。疼痛发生率为 20% ~ 40% 。多数患者只出现"三联征"中的一个或两个症状。

3. 肾癌需要做哪些检查?

肾癌诊断的检查方法如下:

(1)B 超检查:既是健康人群筛查的主要手段,又是诊断肾癌最常用的检查方法。

（2）CT 检查：为首选诊断方法，肿瘤直径≤3 厘米的小肾癌敏感率为94%，CT 分期准确率为90%。

（3）核磁 MRI 检查：对肾肿瘤分期判定的准确性略优于 CT。

4. 肾癌的治疗方法有哪些?

首选手术治疗，根据肿瘤的大小选择肾部分切除或肾根治性切除术。对于转移性肾癌，可以行免疫治疗，即 α 干扰素和白细胞介素-2 的联合治疗方案。分子靶向药物在晚期肾癌的治疗中已经取得了突破性进展，常用的药物有索拉非尼、舒尼替尼等。

5. 肾癌患者术后如何护理?

全麻未清醒前，专人陪护，注意体温、脉搏、呼吸、血压的变化，常规氧气吸入。术后患者常规携带腹膜后引流管、尿管，要做好管道的护理。鼓励患者深呼吸，必要时应协助咳嗽或给予雾化吸入，在不影响治疗安全情况下，让患者勤翻身，如是根治性肾切除术，患者应尽早下床活动;如是肾部分切除术，患者平卧位 5 天左右。饮食与营养：饮食遵照少食多餐、循序渐进、营养均衡、搭配合理和个体化原则。

（二）膀胱癌

1. 哪些人易患膀胱癌?

膀胱肿瘤是泌尿系统最常见的肿瘤，发生部位以膀胱侧壁、后壁及膀胱三角区居多。

该疾病高发年龄为 50～70 岁，男女之比为 4∶1。按性别统计，膀胱肿瘤男、女发病率分别为 11.41/10 万和 3.51/10 万。城市地区膀胱肿瘤发病率（8.55/10 万）是中国农村人口膀胱肿瘤发病率（3.5/10 万）的 2.4 倍。但近 10 年间，无论是男性还是女性，也不论城市或者农村，膀胱肿瘤发病率均呈逐年增长趋势，应当引起重视。

2. 膀胱癌的发病原因有哪些?

膀胱癌是指膀胱内细胞的恶性过度生长。膀胱的黏膜上皮细胞称作尿路上皮细胞，由它生成的癌就称作尿路上皮癌，占所有膀胱癌的 90% ～95%，是最常见的一类膀胱癌。

膀胱癌可发生于任何年龄，甚至于儿童。但是主要发病年龄为中年以后，并且其发病率随年龄增长而增加。

吸烟和职业接触芳香胺是目前明确的膀胱癌危险因素。吸烟者患膀胱癌的危险性是不吸烟者的 2 ~ 4 倍,发病危险与吸烟数量、持续时间和吸入程度有关。某些职业,如从事芳香胺染料者可以增加膀胱癌患病的危险性,主要原因之一是接触了 2 - 萘胺和联苯胺等芳香胺物质。

除了上述两大因素外,其他与膀胱癌发病有关的危险因素如下:①饮水中的致癌物,饮用经氯消毒并且含有氯化副产物的自来水,可使膀胱癌危险性增加。②咖啡,饮咖啡者的膀胱癌危险性高于不饮者,但两者无剂量和时间趋势,流行病学研究的结果已排除咖啡与膀胱癌之间的强相关性,但不排除两者之间相关。③尿道疾病,尿道上皮长期受到慢性刺激或人体代谢产物使尿中致癌物水平增高,可使尿路上皮增殖后癌变。④遗传因素。

3. 怎样确定膀胱里有没有肿瘤?

当发现血尿时先不要惊慌,不一定就是得了膀胱肿瘤,某些疾病也会引起血尿,如前列腺增生、泌尿系结石等,做哪些检查可以确定膀胱里是否有肿瘤?

(1)尿脱落细胞学检查:检查新鲜尿液中有无脱落的肿瘤细胞,简单易行,可作为血尿的初步筛选。

(2)影像学检查:B 超能发现 0.5 厘米以上的肿瘤。CT 和 MRI(核磁共振)除能观察到肿瘤大小、位置外,还能观察到肿瘤与膀胱壁的关系,可以发现肿瘤浸润膀胱壁的深度。此外,MRI 有助于肿瘤分期的诊断。

(3)泌尿系平片和静脉肾盂造影:可了解肾盂、输尿管有无肿瘤及膀胱肿瘤对上尿路(即双肾、输尿管)是否有影响。

(4)膀胱镜检查:最直接、最重要、最可靠的检查方法。膀胱镜能够显示肿瘤的数目、大小、形态、部位,同时可以对肿瘤和可疑病变进行活检以明确病理诊断。

4. 膀胱肿瘤有哪些表现?

膀胱肿瘤分为良性肿瘤和恶性肿瘤,良性膀胱肿瘤生长缓慢,不易复发,偶有血尿,恶性肿瘤多表现为以下几个方面。

(1)血尿:最早和最常见的症状,分为肉眼血尿和镜下血尿。肉眼能见到尿中有血色或血块即为肉眼血尿;镜下血尿是在显微镜下才能见到红细胞。膀胱肿瘤多为肉眼血尿,可持续一天至数天不等。

(2)膀胱刺激征症状:尿频、尿急、尿痛。尿频指排尿次数增多但每次排尿量减少;尿急是指有尿意就迫不及待地要排尿,难以控制;尿痛是指排尿时感到疼痛,呈烧灼样感。

(3)排尿异常:可发生排尿困难甚至尿潴留。肿瘤过大、出血过多伴血凝块形成或膀胱肿瘤位于膀胱三角区或膀胱颈部,梗阻膀胱出口会造成排尿困难。当膀胱内充满尿液而不能排出时就形成了尿潴留,表现为排尿困难、膀胱充盈、下腹部膨隆。

(4)疼痛:癌细胞浸润或侵犯血管、神经或骨组织,对其产生压迫或刺激,造成疼痛,例如骨转移患者有骨痛症状。

(5)全身表现:恶心、食欲不振、发热、消瘦、贫血、衰弱等。

5.膀胱癌的治疗方法有哪些?

我们首选手术治疗,对于小的局部的肿瘤可以做经尿道膀胱肿瘤电切术,手术小,创伤小。它需要一种特殊的膀胱镜,能够切除膀胱肿瘤,称为电切镜。它的插入途径与膀胱镜一样,通过尿道外口进入,镜子上有一个电切环,能够前后伸缩,当电流通过时,电切环就能切割组织,同时也能烧灼组织进行止血。拔出电切环后,组织的切除碎片可以从膀胱里面冲洗出来。然后,这些组织被送到病理科医生那里,在显微镜下判断是否是癌。对于肿瘤侵犯到肌层的,可以行膀胱部分切除或膀胱全切。对于膀胱全切者,我们行回肠膀胱术:最简单的一种尿流改道方法。它采用一段回肠作为输出道将尿液通过皮肤引流到体外,然后通过造口袋收集尿液。输尿管吻合在回肠输出道的近端,而回肠输出道的远端则缝合在腹壁的皮肤上外翻形成乳头。乳头外套着造口袋以收集流出的尿液,患者只需要每 4~6 小时定期排空造口袋就行。佩戴造口袋的患者穿衣服不受任何影响,也没人会看得出佩戴造口袋。经过短期的适应后,几乎所有的患者都可以跟以前一样正常的生活。术后结合化疗可延长生命。

6.膀胱全切患者的术前准备及术后护理有哪些?

除了积极完善术前各项检查外,我们会指导患者术前 3 天口服抗生素及泻药,术前晚及术晨清洁灌肠,清洁手术野皮肤,备皮,备血,术前留置胃管。

术后严密观察胃管、双侧盆腔引流管及输尿管支架管引流液的颜色、性质、量,观察造口黏膜的颜色、造口的大小及周围皮肤的情况。医护人员应指导患者适当活动,待肠道通气后,循序渐进进食,少量多餐。在出院前教会患者及家属如何更换造口袋及学会及时发现异常情况。

7.膀胱肿瘤治疗后为什么要定期复查?

因为膀胱肿瘤治疗后容易复发。说起膀胱肿瘤,它最讨厌的地方就是易复发,非常"黏人"。膀胱肿瘤治疗后复发率极高。虽然保留膀胱手术后容易复发,但是行规范的膀胱灌注治疗,定期复查,积极应对,做到早发现、早治疗,积极调整心态,可以提高生存率。膀胱肿瘤治疗后定期复查是预防肿瘤复发的关键措施。根据肿瘤的高危、低危之分,膀胱肿瘤的复查时间不同。高危即肿瘤侵犯了膀胱黏膜层、浆膜层或肿瘤多发、复发、肿瘤直径>3厘米的患者;低危即肿瘤单发、直径<3厘米、低级别的患者。

膀胱肿瘤治疗后的复查时间:保留膀胱术后的患者及高危患者前2年内每3个月复查一次膀胱镜,从第3年开始每6个月复查一次,第5年开始每年复查一次直至终生。对第一次膀胱镜检查阴性的低危患者,术后1年时行第2次膀胱镜检查,直至第5年。行膀胱切除术和尿流改道术后的患者必须进行终生随访。

8. 什么是膀胱灌注治疗?

膀胱灌注治疗是预防手术后复发的一项重要措施,比单纯行"经尿道膀胱肿瘤特殊治疗术"者复发率低,可以提高生存率和生活质量,见表5-1。

表5-1　膀胱灌注常用药物及不同药物在体内保留的时间

药物	剂量(毫克)	溶剂	浓度(毫克/毫升)	保留时间(分钟)
表柔比星	50～80	生理盐水	1.0	60
吡柔比星	30～50	葡萄糖/蒸馏水	1.0	30～40
多柔比星	30～50	生理盐水/蒸馏水	1.0	60
丝裂霉素	20～60	生理盐水	1.0	60
羟喜树碱	10～20	生理盐水	0.5～1.0	60
吉西他滨	1 000～2 000	生理盐水	20.0	60

9. 膀胱灌注治疗应该注意哪些?

膀胱灌注治疗患者的康复指导

膀胱灌注治疗是将抗肿瘤药物经导尿管注入膀胱,通过药物与膀胱黏膜直接接触杀灭残留的肿瘤细胞及微小病变,防止肿瘤复发及向深部浸润,适用于非肌层浸润性膀胱癌,但当存在膀胱内活动性出血或合并泌尿系急性感染时不宜进行膀胱灌注。膀胱灌注应注意以下几点。

(1)膀胱灌注前:灌注前一天晚上充足睡眠,清洗会阴,治疗晨禁饮水。排空尿液,并确认近2小时内未大量饮水、输液及服用利尿剂,禁食含糖量较高的水果及食物,以便尿量减少,利于药液在膀胱内停留较长的时间而充分发挥作用,保持膀胱内药液的有效浓度。女性患者在经期时应禁止灌注,有尿路感染的患者应延迟灌注时间,积极抗感染治疗。

(2)膀胱灌注中:灌注过程中若出现疼痛,立即告知操作者,暂停灌注,好转后继续推注,如仍不能耐受,则停止本次灌注。

（3）膀胱灌注后：药液保留 0.5～2.0 小时，在条件允许情况下，膀胱内药物存留期间适当变换体位，平卧位、左侧卧位、右侧卧位、俯卧位相交替，每个体位各 10～15 分钟，以使药液与膀胱内壁充分接触。化疗药物灌注后 24 小时内多饮水，当天饮水量≥3 000 毫升，以促进患者排尿，加速尿液生成起到生理性膀胱冲洗的作用，减少药物对黏膜的刺激。灌注后避免喝茶、咖啡、酒以及可乐饮料，以减少膀胱刺激。

10. 膀胱再造是怎么回事？

膀胱再造就是将原来生长肿瘤的膀胱切除后，用其他组织再造一个新的膀胱来代替原来的膀胱。供再造膀胱的组织包括胃、回肠、盲肠、乙状结肠等，选择时既应考虑其对机体的生理影响，又应考虑到新膀胱的功能情况，最常用的是回肠。手术方式：首先膀胱全切，然后截取 30～40 厘米的回肠，将截取的回肠制作一个储尿囊。将制作的储尿囊放置在原膀胱的位置。上方吻合双侧输尿管，下方吻合尿道。

当肿瘤未侵犯后尿道，且患者有良好的控制排尿的能力，可以选择这种手术方法。膀胱再造从外观和形态上没有任何改变，可以保护患者的形象，提升生活质量。

11. 膀胱再造后如何做好居家护理？

膀胱再造成功了，患者出院回家后，还应注意以下方面的护理。①养成定时排尿习惯：可以白天 2 小时排尿一次，晚上要设闹钟 3 小时一次。锻炼延长排尿间隔使膀胱容积逐渐增加到 400～500 毫升的理想容量，即使出现尿失禁也应坚持。②排尿姿势：推荐蹲位或坐位排尿，也可试行站立排尿。排尿时要放松盆底肌，然后稍微增加腹压。可以通过手压下腹和向前弯腰协助排尿。③养成多饮水的习惯：新膀胱会引起盐丢失综合征，当程度较重时会引起低血容量、脱水和体重下降。要确保每天 2 000～3 000 毫升液体摄入，同时还要增加饮食中盐的摄取。经常监测体重。④观察尿液：因为肠道会分泌黏液，因此术后尿中会有一定量的絮状物，不是尿路感染，不必惊慌，黏液量会随着时间的延长而减少。但如果出现尿路感染和菌尿症，如尿线细、排尿困难、下腹膨隆、腰痛、发热等症状要及时就诊。

12. 膀胱肿瘤切除术后，为什么会有一个"膀胱造瘘口"？

膀胱肿瘤切除术后，为解决排尿问题需要做一个尿流改道手术，目前常用的手术方法为"回肠代膀胱术"。这种手术方式简单，并发症少，但术后患者腹壁会有一个引流尿液的造口，无法储存尿液，因此患者需要终生佩戴造口袋。

13. 如何做好膀胱穿刺造口的护理?

泌尿造口

膀胱穿刺造口是治疗排尿功能障碍的一个常用方法。长期的膀胱造口可造成造口的感染、赘生物的形成、膀胱容量的缩小、泌尿系统的感染、结石形成,还可引起血尿。所以在膀胱造口后,要做好造口的护理,造口定期消毒,定时夹闭造口管,待膀胱充盈或有尿意后再放开造口管;多饮水、多排尿,以减少结石的形成;要定期更换造口管和造口袋;如有泌尿系感染,要给予膀胱冲洗。

14. 如何佩戴及更换膀胱造口袋?

膀胱全切及一些原因导致的膀胱储尿功能丧失时,需要在腹部建立一个膀胱造口,尿液由此造口排出。在留置造口期间,造口袋应定时更换,以保持造口清洁,预防并发症的发生,同时可以保障新膀胱周围的皮肤健康,有利于提高生活质量,所以留置造口的患者或家属应掌握造口袋的佩戴及更换方法。

膀胱造口袋佩戴及更换前首先进行物品准备,包括泌尿造口袋、生理盐水、棉球、毛巾/纱布、弯剪、造口尺、造口护肤粉、皮肤保护膜、棉签。

膀胱造口袋的佩戴及更换流程分为佩戴、揭除和检查3个步骤。

(1)佩戴:佩戴造口袋按以下步骤操作。①清洁造口周围皮肤。②测量造口大小。③裁剪造口底盘中心口。④喷洒造口护肤粉。⑤涂抹皮肤保护膜。⑥使用防漏膏或防漏环。⑦粘贴造口袋底盘。⑧扣合造口袋与造口底盘。⑨扣合锁扣。⑩按压造口使底盘粘贴牢固。

(2)揭除:揭除分为两步。①打开锁扣,取下造口袋。②揭除造口底盘。

(3)检查:从以下3个方面检查。①检查造口底盘黏胶是否被侵蚀。②检查造口底盘上是否残留造口排泄物。③检查造口周围皮肤是否变红或损伤。

15. 造口底盘为什么会发生渗漏?预防对策有哪些?

发生造瘘口底盘渗漏的常见原因及对策如下。

(1)造口更换技能不熟练。常因更换者手的灵活性差、视力差、不熟练等因素造成。对策:给予更多的时间训练,反复多次操作,尽量选择操作简单的造口袋,视力差者建议佩戴眼镜,更换地点光线充足明亮。

(2)造口袋过久不换。因为造口袋价格贵,为了节省费用,造口底盘达到饱和仍然继续使用,容易发生渗漏。对策:造口底盘吸收功能是有限的,建议造口底盘每隔3~5天更换1次,尽量不超过7天。

(3)体型改变发生渗漏。体重突然增加和减少均易引起渗漏。体重突增,容易使腹部膨隆,难以看见造口或出现造口回缩,影响底盘的稳定性;体重逐渐下降,消瘦,导致造口周围皮肤出现褶皱而影响造口底盘粘贴的稳定性。对策:造口回缩者建议使用凸面底盘,另佩戴腰带或腹带;造口周围有皱褶在粘贴造口底盘时先用手将褶皱处皮肤拉紧再粘贴底盘,必要时在褶皱部位粘贴防漏条或防漏膏。

(4)造口位置差,粘贴不当造成渗漏。常因术前造口位置的选择不当,造口开在患者看不见的位置或在髂嵴旁,粘贴底盘难度较大,影响造口的稳定性。对策:术前实施造口定位,评估造口位置;根据造口位置及周围情况选择合适的造口产品。

16. 为什么会出现造口周围皮肤损伤？如何预防与处理？

由于操作方法不正确、产品选择不当,引起排泄物渗漏刺激皮肤,造成周围皮肤耐受力下降,易出现红疹、皮肤破损、溃烂或感染。预防对策是平时注意观察造口周围皮肤是否发红、刺痛或表皮破溃、灼痛等;切勿使用消毒水或强碱性的清洁液清洁造口及周围皮肤,否则会刺激皮肤引起皮肤干燥;造口底盘开口裁剪不宜过大或过小,开口过大会导致皮肤外露,排泄物容易损伤皮肤,开口过小紧贴造口,影响其血运。

17. 如何预防造口并发症？

造口常见并发症有造口回缩、造口脱垂、造口旁疝、造口周围皮肤破损等。造口患者在日常生活中应以预防为主,出现异常或不适,及时就诊。

具体预防措施如下:

(1)造口回缩的预防:避免体重过度增加或体重减轻,轻者可应用凸面底盘加腰带,避免造口周围皮肤损伤,使用造口粉和皮肤保护膜。

(2)造口脱垂的预防:避免腹压增加的因素,如提举重物、便秘等;选用较软的底盘,正确粘贴,减少更换次数。

(3)造口旁疝的预防:避免腹压增加的因素,如提举重物、便秘、慢性咳嗽等;适当减轻体重,佩戴合适的造口腹带;根据造口及周围皮肤的情况,选择合适的底盘或造口袋。

18. 造口人怎样才能拥有正常的幸福生活？

造口人虽然被改变了其排尿的生理通道,同样实现了正常人的生理功能,这类人群同样可以拥有正常人的幸福生活。

(1)沐浴:当切口已愈合,无论是粘贴着造口袋还是撕除造口袋均能沐浴,水分是不会由造口进入身体内的,也不会影响造口袋的使用时间和身体的康复。沐浴前,最好在造口底盘的边缘贴上防水胶带,以免沐浴时水渗入底盘,影响造口底盘的稳固性。最好先将造口袋排空,沐浴后可用柔软的抹布将造口袋外层的水珠擦干即可。

(2)旅行:体力恢复后,同样可以外出旅游。路程的选择要遵循由近到远、由易到难的原则逐步进行。准备充足的造口袋,比平时用量稍大,以应对意外发生。湿纸巾也是必备之物。养成随身自带一瓶矿泉水的习惯,既可以保证饮水,也可在有意外时用于冲洗。

(3)社交:可以多参加造口联谊会,在那里可以找到新朋友,互相了解、互相鼓励,交流造口护理的经验和体会,以便减轻造口者的孤独感,激发其重新走向新生活的勇气,重拾生活的信心与乐趣。

(4)锻炼与工作:选择一些力所能及的运动,如打太极拳、散步等,其中最简单的锻炼方法是散步。应尽量避免近身竞技类的运动,如摔跤;避免举重运动,以减少造口旁疝的发生。当身体体力完全恢复,可以恢复以前的工作,应避免重体力劳动。

(5)性生活:对于很多造口患者,很少有人主动提到性问题,但事实上,这个问题会给很多患者造成生理、心理及社会压力,甚至导致婚姻及家庭的危机,影响患者的生活质量。适当的性生活有利于对患者术后的康复、自信的确立、生活质量的提高。性生活前,夫妻双方应建立信心,营造浪漫的气氛和环境,不要把所有的注意力集中在造口上,相互欣赏、爱抚,以进入状态。

(6)孕育:造口者是否可以怀孕生育? 对于这个问题,在无并发症的情况下怀孕到自然生育也是有可能的,但是要谨记孕前的准备和怀孕后的注意事项,如怀孕前应做好怀孕准备,怀孕后要停用一些影响胎儿生长发育的药物,孕期多食蔬菜、水果及富含纤维素性食物预防便秘,通过调整饮食、补充水分等方式来应对怀孕期间的早孕反应。因此,造口患者只要积极地面对生活,同样可以拥有幸福生活,重拾生活的乐趣与信心。

(三)前列腺癌

1. 什么样的人容易得前列腺癌?

前列腺癌就是发生于男性前列腺组织中的恶性肿瘤,是前列腺腺泡细胞异常无序生长的结果。前列腺癌的发病率具有明显的地理和种族差异。在欧美等发达国家和地区,它是男性最常见的恶性肿瘤,其死亡率居各种癌症的第 2 位;在亚洲,其发病率低于西方国家,但近年来呈迅速上升趋势。

目前总结出与前列腺癌发生相关的危险因素如下。

(1)年龄:年龄是前列腺癌主要的危险因素。前列腺癌在<45 岁的男性中非常少见,但随着年龄的增大,前列腺癌的发病率急剧升高,绝大多数前

列腺癌患者的年龄>65岁。

（2）家族史：当家族中有直系男性亲属患前列腺癌时，该家族中男性发病率明显增高。

（3）人种：前列腺癌在美国黑种人中的发病率最高，其次是西班牙人和美国白种人，而非洲黑种人前列腺癌的发生率是世界范围内最低的。虽然前列腺癌在黄种人中的发病率还未达到欧美国家的水平，但无论是中国还是日本、韩国、新加坡，前列腺癌的发病率都呈现逐年升高的趋势。

（4）前列腺内出现细胞异常的病理改变：患有前列腺高级别上皮内瘤变的男性，其前列腺癌的发生率明显升高。

（5）饮食：一些研究显示，经常食用含有高动物脂肪食物的男性也是前列腺癌的易发人群，因为这些食物中含有较多的饱和脂肪酸。而平时饮食中富含蔬菜和水果的人患病概率较低。

（6）雄激素水平：体内雄激素水平高也是前列腺癌的可能诱因之一。雄激素可以促进前列腺癌的生长。

中国居民前列腺癌患病率的增加与人口老龄化、生活水平提高、饮食结构变化及环境污染有关。研究表明：吸烟、饮酒、离婚或丧偶，以及经常饮牛奶、多吃蛋类和猪肉是中国人患前列腺癌的主要危险因素；而吃青绿蔬菜、水果和豆类食品则是重要的保护因素。

2. 前列腺癌有哪些表现？

前列腺癌的临床表现主要有以下几点。

（1）早期前列腺癌无任何症状，体检时可能仅有前列腺特异抗原（PSA）指标增高而怀疑前列腺癌。

（2）部分患者有类似前列腺增生症状，出现尿急、尿频、排尿分叉、尿等待等症状。随着病情的进展，肿瘤侵及周围组织时会出现相应的压迫或转移症状。

（3）随着癌肿的增大，肿瘤压迫会引起膀胱颈及后尿道梗阻，可出现尿道狭窄炎性症状，即尿频、尿急、尿痛、血尿和排尿困难。

（4）晚期会出现转移症状，肿瘤侵犯神经会表现为腰背痛、坐骨神经痛；慢性消耗症状，如消瘦、无力、贫血等；前列腺骨转移会表现为骨痛，甚至发生骨折。骨转移的常见部位包括脊柱、髋骨、肋骨和肩胛骨，约60%的晚期患者发生骨痛，常见于腰部、骶部、臀部、髋部骨盆。骨痛有不同的表现形式，有些患者可表现为持续性疼痛，而有些患者则表现为间歇性疼痛。

3. 前列腺癌会遗传吗？

很多男性在得知亲属患上前列腺癌后，会非常担心自己将来也会得前列腺癌,进而终日茶饭不思,郁郁寡欢。那么这种忧虑到底有没有根据呢? 前列腺癌到底会不会遗传呢?

目前医学界已经公认,遗传是前列腺癌发病的一个非常重要的危险因素。如果某人的一个一级亲属(父亲或亲兄弟)患有前列腺癌,他本人患前列腺癌的危险性会增加1倍以上。如果有2个或2个以上的一级亲属患前列腺癌,他本人患前列腺癌的危险性会增加5~11倍,而且发病年龄相对于那些没有亲属患前列腺癌的患者,也会提早大约7年。虽然前列腺癌会遗传,但是有亲属患前列腺癌的男性也不必过于担忧,因为遗传只是前列腺癌多种危险因素之一,只要针对其他危险因素做好预防工作,并提高健康意识,定期体检,做到早诊断早治疗,完全可以将前列腺癌带来的伤害降到最低。

4. 前列腺癌检查方法有哪些?

可通过直肠指检发现前列腺硬结或质地硬块。行抽血化验检测前列腺特异性抗原,它是早期检测前列腺癌的工具,是公认的最佳肿瘤标记物,并作为前列腺穿刺活检的判断标准。对前列腺穿刺活检组织的病理检查是目前前列腺癌确诊的金标准。病理诊断就是通过将肿瘤完整切除或切取一部分肿瘤组织,经过很多步骤的处理后,由病理科医生通过显微镜观察组织细胞的形态和其他内在特征,分析判断出肿瘤的最终诊断。其他主要的检查有 ECT 骨扫描、胸部 X 射线、内脏 B 超、盆腔 MRI 或 CT 等。

5. 前列腺指诊或按摩会加快癌细胞扩散吗?

回答是否定的,相反,文献报道前列腺指检或按摩将改善前列腺局部的血液循环,有利于清除前列腺局部的代谢废物,从而解除代谢废物对前列腺细胞的刺激、有利于机体免疫成分(淋巴细胞、抗体等)通过血液循环到达肿瘤部分,起到一定的抗瘤作用,有利于改善肿瘤细胞的缺氧状态从而增加肿瘤细胞对治疗的反应。

6. 为什么要做前列腺穿刺活检?

前列腺穿刺活检是诊断前列腺癌的最可靠的检查,在 B 超等引导下进行。前列腺穿刺指征包括:直肠指检发现结节;B 超发现前列腺低回声结节或 MRI 发现异常信号等,穿刺后取出的标本送病理科进一步确诊。

7. 前列腺穿刺活检的注意事项有哪些?

前列腺穿刺活检是一项手术操作,手术前后做好护理,避免或减少一些并发症或不适的发生。

前列腺穿刺

（1）术前抗感染治疗：为了增强机体抵抗力，防止术后感染的发生，穿刺前1天、穿刺后2天口服喹诺酮、甲硝唑等抗生素。

（2）术前肠道准备：术前2天口服肠道抗生素，术前1天无渣流质饮食，术前一晚口服清肠药清洁肠道。禁食12小时，禁水6小时，术晨穿刺前1小时予以清洁灌肠，避免粪便积聚于直肠，影响操作及增加感染机会。

（3）凝血功能检查：如凝血酶原时间、活化部分凝血活酶时间。

（4）口服阿司匹林等抗凝药物者，应停药1周以上。

（5）备皮：将肛周毛发剃尽。

（6）在穿刺手术后，需要观察30分钟到1小时，以防出现延迟的并发症。

（7）穿刺后当天尽量少下床活动，一般建议床上休息24小时，穿刺后3周内严禁做剧烈腰部活动。

8. 前列腺癌的治疗方法有哪些？

前列腺癌有很多种治疗方法，医生根据肿瘤的病理分型、患者年龄、有无转移症状等情况，制定相应的治疗方案。早期前列腺癌的治疗可以分为前列腺癌根治术、激素治疗、放疗、冰冻治疗等，或者这些方法之间的组合治疗。晚期的治疗包括激素治疗、放疗、化疗等以提高生存率、改善生活质量为主。前列腺癌患者要遵从医生制定的治疗方案，进行规范化治疗。

外科手术是目前最常用的治愈性治疗方法，称为前列腺癌根治术，将前列腺和肿瘤完整切除，它是治疗局限性前列腺癌最有效的方法。前列腺癌内分泌治疗是一种姑息性治疗手段，包括服药、打针、服药联合打针、双侧睾丸切除。通过去除或阻止睾酮（即雄激素）对前列腺癌细胞产生作用，以暂时抑制前列腺癌细胞的生长，延缓疾病的恶化进展。

化学治疗用于治疗那些对内分泌治疗抵抗的转移性前列腺癌的患者，以期延缓肿瘤生长，延长患者的生命。研究已经证实，多西他赛能有效延长内分泌治疗抵抗性前列腺癌患者的生存时间，许多临床试验正在研究新的药物和药物组合，目的是为了找到更有效、不良反应更少的治疗手段。阿比特龙是其中最具临床应用价值的新药，对于内分泌治疗抵抗性前列腺癌的有效率颇高。

9. 前列腺癌根治术治疗效果好吗？还会复发吗？

前列腺癌根治术是指将整个前列腺及双侧精囊腺一并切除的一种手术方式，是早期前列腺癌根治性治疗的首选。一般选择术前估计可以治愈、预计寿命超过10年、肿瘤分期分级较好的患者实施。前列腺根治术的优势在于能够彻底切除肿瘤，很好地预防术后复发和转移。

10. 前列腺癌根治术后应该做好哪些方面的护理？

前列腺癌根治手术后，要做好如下护理，才能达到快速康复的目的。

（1）活动：术后麻醉作用消失后立即开始在床上运动下肢（屈腿和收缩肌肉），以改善下肢血液循环从而防止下肢静脉血栓形成。

（2）饮食：术后肛门排气后开始进流质食物，1~2天后改半流质，再过1~2天恢复正常饮食。

（3）尿管护理：导尿管留置2~3周，以利于膀胱和尿道吻合部位的愈合。留置尿管期间保持尿管通畅，避免牵拉和受压，定期倾倒尿液，观察尿液的颜色、量和气味，如有异常及时告诉医生。

（4）盆底肌锻炼：拔除导尿管即开始应进行盆底肌肉锻炼，此项锻炼主要是做提肛训练，即先进行骨盆底肌肉收缩，保持5秒，然后慢慢放松，5~10秒后再重复进行，运动过程中正常呼吸，保持身体放松。

（5）居家护理：出院回家后每日多饮水、忌烟酒和辛辣食物、保持充足睡眠、避免久坐，进行适当的体育锻炼，定期门诊随访。

11. 前列腺癌如何预防？

日常生活中重视健康保健对降低前列腺癌的患病风险有一定的作用。研究已经证实，高脂饮食不仅能促进肿瘤细胞的生长，而且影响体内雄激素水平。所以避免高脂饮食，多吃与抗癌相关的食物或许可以降低前列腺癌的患病风险，同时也应该戒烟酒，进行适当的体育锻炼等。

12. 哪些人应做前列腺癌筛查？

（1）有前列腺癌家族史，尤其是父辈或兄弟中有人曾患过此病。

（2）经常接触X射线、亚硝胺、紫外线等致癌物。

（3）性生活长期不协调。

（4）前列腺重度增生。

（5）45岁以上的男性。

筛查项目：每年一次前列腺彩超及PSA血液学检查，根据检查结果定期复查。

（四）阴茎癌

1. 阴茎癌的发病原因有哪些？

阴茎癌是男性生殖系统最常见的恶性肿瘤。一直以来，比较公认的阴茎癌危险因素有卫生习惯不良、包皮垢、包茎和包皮过长。在肿瘤的发生和发展中，炎症可能扮有重要的角色，因为许多阴茎癌原发于阴茎感染、慢性刺激或外伤部位。彻底的包皮环切术可预防以上大多数病理状态。

阴茎癌致病的其他危险因素包括多个性伴侣、生殖器疣或其他性传播性疾病。以上危险因素中至少有部分与感染人乳头瘤病毒有关。

2. 阴茎癌的表现有哪些?

阴茎癌通常表现为阴茎龟头处一个难以愈合的小病灶。这种肿瘤主要发生在那些未行包皮环切的男性身上,大约有一半的患者肿瘤位于龟头,20%在包皮上,20%同时发生在龟头和包皮,其余的发生在阴茎体。有时会出现多个病灶。多数病例发现时已出现阴茎丘疹、溃疡或菜花样隆起,继而糜烂、边缘硬而不整齐,有脓性分泌物自行流出并伴有恶臭。患者自觉刺痛或烧灼样疼痛。晚期可侵犯整个阴茎海绵体和尿道海绵体,出现排尿困难。多数患者就诊时伴有腹股沟淋巴结的转移。

3. 阴茎癌检查方法有哪些?

阴茎癌诊断主要靠病史。检查时应注意肿瘤的大小、部位和浸润深度,并行直肠指诊,判断盆腔内有无肿瘤发生。对于肿块无法明确诊断时,应行局部较深组织的活检。超声、CT、MRI 的应用有助于确定肿瘤浸润深度和范围、有无淋巴结转移。

4. 阴茎癌的治疗方法有哪些?

阴茎癌的治疗以手术为主,可以联合放疗、化疗、激光治疗等。

依据肿瘤部位和分期,临床上选择不同的手术方法。对一般小的表浅肿瘤可采取局部切除、包皮环切,尤其是年轻患者选用此疗法不仅能有效地控制病变还能保留阴茎的生理功能。癌肿范围较大或侵犯海绵体的病例须采取阴茎部分或全部切除术。对于腹股沟有淋巴结转移的患者,需行腹股沟淋巴结清扫术。

(五)睾丸肿瘤

1. 睾丸肿瘤的发病原因有哪些?

睾丸肿瘤并不常见,仅占全身恶性肿瘤的1%,常见原因有先天因素和后天因素。

(1)先天因素:以隐睾患者发病率最高,其次为遗传及睾丸女性综合征易于发生。

(2)后天因素:以损伤为主要原因,其次为激素及感染,使睾丸继发萎缩、细胞变性引起肿瘤。

2. 睾丸肿瘤的表现有哪些?

（1）睾丸无痛肿大,实质性有沉重感。

（2）肿瘤转移或隐睾恶变、腹部可摸到包块。

（3）胸部检查,乳房增大示肿瘤有全身内分泌作用。

3. 睾丸肿瘤的检查方法有哪些?

（1）瘤标检查,精原细胞瘤者血内胎盘酸性磷酸酶常常增高,而非精原细胞瘤者常有人绒毛膜促性腺激素及甲胎蛋白增高。

（2）超声示睾丸内有实质肿物,可探出腹膜后肿块,肾蒂转移性淋巴结及腹腔脏器转移源。

（3）CT扫描示睾丸实质肿物,如有肿瘤转移可发现转移源。

（4）组织病理诊断。

4. 睾丸肿瘤的治疗方法有哪些?

（1）精原细胞瘤行根治性睾丸切除术,术后辅以放射治疗,晚期多联化疗。

（2）胚胎癌和畸胎瘤行根治性睾丸切除术及腹膜后淋巴清扫术,术后辅以放射治疗及多联化疗,如放线菌素D、顺铂、阿霉素及博来霉素等。

（3）绒毛膜上皮癌行根治性睾丸切除术及多联化疗,如6-硫基嘌呤、氨甲蝶呤、放线菌素D等。

（杨彩平　于倩倩　李　琳　宋美霞）

六、妇科肿瘤护理

(一)子宫肌瘤

作为一种最常见的良性肿瘤,子宫肌瘤的发病率很高,据报道,35 岁以上妇女中约 20% 患有此病,以 40~50 岁最多见,20 岁以下少见。一般为宫体部位肌瘤(占 92%),而宫颈肌瘤较少见(占 8%)。子宫壁结构如同房屋的一堵墙,子宫壁内层即子宫腔的内表面,相当于屋内粉刷的墙面,为黏膜层;子宫壁外表面被覆一层浆膜,为浆膜层;黏膜层和浆膜层之间的部分,为子宫壁的肌层。根据肌瘤与子宫壁的关系肌瘤分为肌壁间肌瘤(位于子宫壁肌层)、浆膜下肌瘤(位于浆膜层)和黏膜下肌瘤(位于黏膜层)。

1. 为何子宫肌瘤会骚扰子宫?

不少患子宫肌瘤的女性曾问过这样的问题:"我为什么这么倒霉,得了子宫肌瘤?"遗憾的是,子宫肌瘤同其他肿瘤一样,具体病因并不彻底明确,但一般认为,子宫肌瘤属于一种激素依赖性肿瘤,与女性体内的雌、孕激素有关系,故多发生于生育年龄妇女,妊娠期往往迅速增大,而绝经后肌瘤大多停止生长,甚至萎缩。有些患者有家族史,即有一定家族聚集现象。

2. 哪些报警信号要警惕子宫肌瘤?

多数患者无症状,仅在盆腔检查或超声检查时偶被发现。如有症状则与肌瘤生长部位、速度、有无变性及有无并发症关系密切,而与肌瘤大小、数目多少关系相对较小。患有多个浆膜下肌瘤者未必有症状,而一个较小的黏膜下肌瘤常可引起不规则阴道流血或月经过多。临床上常见的症状及体征如下。

(1)月经改变:为子宫肌瘤最主要的症状,出现于半数以上的患者。其中以周期性出血为多,可表现为月经量增多、经期延长或周期缩短。亦可表现为不具有月经周期性的不规则阴道流血。子宫出血以黏膜下肌瘤及肌壁间肌瘤较多见,而浆膜下肌瘤很少引起子宫出血。

(2)腹部包块及压迫症状:肌瘤逐渐生长,当其使子宫增大超过 3 个月妊娠子宫大小或位于宫底部的较大浆膜下肌瘤时,常能在腹部扪及包块,清晨膀胱充盈时更为明显。包块呈实性,可活动,无压痛。肌瘤长到一定大小时可引起周围器官压迫症状,子宫前壁肌瘤贴近膀胱者可产生尿频、尿急;巨大宫颈肌瘤压迫膀胱可引起排尿不畅甚至尿潴留;子宫后壁肌瘤特别是峡部或宫颈后唇肌瘤可压迫直肠,引起大便不畅、排便后不适感;巨大阔韧带肌瘤可压迫输尿管,甚至引起肾盂积水。

(3)疼痛:一般情况下子宫肌瘤不引起疼痛,但不少患者可诉有下腹坠胀感、腰背酸痛。当浆膜下肌瘤发生蒂扭转或子宫肌瘤发生红色变性时可产生急性腹痛,肌瘤合并子宫内膜异位症或子宫腺肌症者亦不少见,则可有痛经。

(4)白带增多:子宫腔增大,子宫内膜腺体增多,加之盆腔充血,可使白带增多。子宫或宫颈的黏膜下肌瘤发生溃疡、感染、坏死时,则产生血性或脓性白带。

(5)不孕及流产:巨大子宫肌瘤可引起宫腔变形,妨碍孕囊着床及胚胎生长发育;肌瘤压迫输卵管可导致管腔不通畅;黏膜下肌瘤可阻碍孕囊着床或影响精子进入宫腔。肌瘤患者自然流产率高于正常人群,其比约为 4:1。

(6)贫血:由于长期月经过多或不规则阴道流血可引起失血性贫血,较严重的贫血多见于黏膜下肌瘤患者。

(7)其他:极少数子宫肌瘤患者可产生红细胞增多症、低血糖,一般认为与肿瘤产生异位激素有关。

(8)腹部检查:子宫增大超过 3 个月妊娠大小或较大宫底部浆膜下肌瘤,可在耻骨联合上方或下腹部正中扪及包块,实性,无压痛。若为多发性子宫肌瘤则肿块之外形呈不规则状。

(9)盆腔检查:妇科双合诊、三合诊检查,子宫呈不同程度增大,欠规则,子宫表面有不规则突起,呈实性,若有变性则质地较软。妇科检查时子宫肌瘤的体征根据其不同类型而异,带蒂浆膜下肌瘤若蒂较长,于子宫旁可扪及实质性包块,活动自如,此种情况易与卵巢肿瘤混淆。黏膜下肌瘤下降至宫颈管口处,宫口松,检查者手指伸入宫颈口内可触及光滑球形的瘤体,若已脱出于宫颈口外则可见到肿瘤,表面呈暗红色,有时有溃疡,坏死。较大的宫颈肌瘤可使宫颈移位及变形,宫颈可被展平或上移至耻骨联合后方。

3. 子宫肌瘤有哪些检查方法?

对于有不适症状者,通过妇科检查,结合超声,诊断子宫肌瘤多无困难。当然,有不少子宫肌瘤患者并无特殊不适症状,体检时被偶然发现。

(1)超声检查:为目前最为常用的辅助诊断方法。它可显示子宫增大,形状不规则,肌瘤数目、部位、大小及肌瘤内部是否均匀或液化、囊变等。超声检查既有助于诊断子宫肌瘤,并为区别肌瘤是否有变性提供参考,又有助于与卵巢肿瘤或其他盆腔肿块鉴别。

（2）诊断性刮宫：通过宫腔探针探测子宫腔大小及方向，感觉宫腔形态，了解宫腔内有无肿块及其所在部位。对于子宫异常出血的患者常需鉴别子宫内膜病变，诊断性刮宫具有重要价值。

（3）宫腔镜检查：在宫腔镜下可直接观察宫腔形态、有无赘生物，有助于黏膜下肌瘤的诊断。

（4）腹腔镜检查：当肌瘤须与卵巢肿瘤或其他盆腔肿块鉴别时，可行腹腔镜检查，直接观察子宫大小、形态、肿瘤生长部位并初步判断其性质。

4. 子宫肌瘤有哪些治疗方法？

有些女性一听到自己得了子宫肌瘤就不知所措，以为子宫保不住了，特别是对于一些未孕的年轻女性来说，一听到这病，更是如晴天霹雳。其实，切除子宫要视子宫的位置、大小、症状程度、年龄、生育要求等。肌瘤小，无症状，无须治疗，仅随访观察即可；症状轻微者，近绝经年龄及全身情况不能耐受手术者，可给予药物对症治疗；而需要手术治疗者，建议患者及时就诊，在选择治疗方法时，一定要多听主管医生的建议，因为，主管医生一般是在综合了各方面的因素后慎重选择出的治疗方法。

在此，奉劝患者朋友，莫要谈"瘤"色变，发现子宫肌瘤，不要恐慌，在医生的指导下，采取合适的措施，有手术适应证时，及时手术。

5. 患子宫肌瘤后应注意什么呢？

（1）防止过度疲劳，经期尤须注意休息。

（2）多吃蔬菜、水果，少食辛辣食品。

（3）保持外阴清洁、干燥，内裤宜宽大，若白带过多，应注意随时冲洗外阴。

（4）确诊为子宫肌瘤后，应每月到医院检查 1 次。如肌瘤增大缓慢或未曾增大，可半年复查 1 次；如增大明显，则应考虑手术治疗，以免引发不良后果。

（5）避免再次怀孕，患子宫肌瘤的妇女在做人工流产后，子宫恢复差，常会引起长时间出血或慢性生殖器炎症。

（6）如果月经量过多，要多吃富含铁质的食物，以防缺铁性贫血。

（7）不要额外摄取雌激素，绝经以后尤应注意，以免子宫肌瘤长大。

（8）必须治疗者及时就诊，行正规治疗。

6. 让子宫远离肌瘤，您需要做什么？

（1）育龄女性，别忘了做好妇科检查：子宫肌瘤在育龄女性中发病率比较高，而很多女性可以在妇科检查中发现这个疾病，超声检查可以明显看

远离肌瘤

到,因此,育龄女性最好能每半年或一年做一次妇科检查,当出现月经过多、经期延长、痛经等不适时,要及时就医。

(2)注意清淡饮食,养成好的生活方式:清淡饮食,远离含有激素成分的食物,不乱用含激素成分的保健品及化妆品。

(3)积极采取避孕措施:在没有准备要小孩的时候,性生活中最好做好避孕措施,这样可以防止多次人流对子宫的严重损伤,同时也可以减少子宫肌瘤出现的概率,因此在这里提醒大家要采取可靠的避孕措施。

(4)适当运动,加强锻炼:适当做一些有氧运动,如练瑜伽、打太极等,增强身体素质,提高免疫功能与抗病能力。

(5)调节情志,保持愉悦的心情:心态对于个人来说是至关重要的,应对疾病也是这样的,在预防子宫肌瘤的时候,需要女性朋友做到保持心情愉快,虽然生活中的我们不能一帆风顺,每天的事情也无法左右,但是可以保持一颗乐观的心,从容面对各种压力和不顺,对子宫肌瘤的预防也能起到一定的作用。

(二)子宫内膜癌

1. 什么是子宫内膜癌?

子宫内膜癌是发生于子宫内膜的一组上皮性恶性肿瘤,又称子宫体癌,绝大多数为腺癌。好发于围绝经期和绝经后女性。子宫内膜癌是最常见的女性生殖系统三大恶性肿瘤之一,近年来发病率呈上升趋势(仅次于卵巢癌和宫颈癌)。

2. 子宫内膜癌的病因有哪些?

子宫内膜癌的确切病因仍不清楚,可能与下列因素有关。

(1)雌激素对子宫内膜的长期持续刺激。

1)无排卵性功血:月经无规律,时而闭经不行,时而出血不止,或量多如崩,或量少如漏,崩漏交替。

2)多囊卵巢综合征:月经失调,不孕,男性化表现(多毛),肥胖,卵巢增大等。

3)功能性卵巢肿瘤(颗粒细胞瘤、卵泡膜细胞瘤):卵巢肿瘤的一种,可分泌雌激素,有女性化作用。

4)绝经后长期服用雌激素而无孕酮拮抗:绝经后妇女由于卵巢功能衰竭,雌激素水平下降,会引起一系列症状,如月经失调、阴道干涩、阵热、疲乏、头痛、头晕、易怒、忧虑、抑郁、失眠、淡漠等,远期可导致骨质疏松及骨折、心血管疾病等。口服雌激素替代治疗,可使妇女体内的性激素恢复到绝经前的水平,解除其身体及心理症状,使女性获益,但长此以往,可大大增加子宫内膜癌的风险。

5)长期服用他莫昔芬:如乳腺癌患者,长期口服他莫昔芬治疗,也可能导致子宫内膜癌发生。

(2)子宫内膜增生过长:部分子宫内膜增生过长可以发展为子宫内膜癌,约有30%的不典型增生过长发展为子宫内膜癌。

(3)体质因素:子宫内膜癌的发生与肥胖、高血压、糖尿病、未婚、少产及绝经后延等因素相关。

子宫内膜癌其实也是个"富贵病"。随着社会经济的发展,人民生活水平的提高,肥胖患者越来越多。吃得好、动得少的肥胖女性,尤其是绝经后发胖的女性很容易患病,因此预防子宫内膜癌首先要把体重控制在正常范围内。

(4)遗传因素:约20%子宫内膜癌患者有家族史。

3. 子宫内膜癌的主要表现有哪些呢?

极早期患者可无明显症状,仅在普查或妇科检查时偶然发现。一旦出现症状,多有如下表现。

(1)阴道流血:年轻患者表现为经量增多、经期延长或月经间期出血。已经绝经的中老年患者表现为绝经后阴道不规则出血,量可多可少,大量出血者少见。

(2)阴道排液:部分患者阴道排液增多,早期多为浆液性或浆液血性排液,晚期合并感染则有脓血性排液,并有恶臭。

(3)疼痛:晚期出现疼痛。因癌瘤浸润周围组织或压迫神经所致,可向下肢及足部放射。癌灶侵犯宫颈,堵塞宫颈管导致宫腔积脓时,出现下腹胀痛及痉挛样疼痛。

(4)全身症状:晚期患者常伴全身症状,如贫血、消瘦、恶病质、发热及全身衰竭等。

当出现上述症状时,要警惕子宫内膜癌的发生,应及早到正规医院做一些必要的检查。

4. 怀疑是子宫内膜癌应做什么检查?

(1)早期妇科检查无明显异常,子宫正常大小、活动好。在病情的发展过程中,子宫逐渐增大、质地软;晚期时可见癌组织自宫口脱出、质脆、触之易出血。若合并宫腔积脓,则子宫明显增大,质软,呈囊性。若癌灶向周围浸润,则可在宫旁或盆腔内扪及肿物。

(2)分段刮宫是确诊子宫内膜癌最常用的和最可靠的活检方法。

（3）其他辅助诊断方法，如 B 超检查、宫腔镜检查、MRI、CT、淋巴造影、细胞学检查等都是子宫内膜癌的常用检查和诊断手段。

5. 得了子宫内膜癌该怎么办?

应立即到正规医院行子宫内膜癌规范化治疗。小病小治，大病大治。得了子宫内膜癌不可怕，可怕的是在早期发现后不能接受专科医师规范化治疗。小则延误病情，大则遗憾终生。

病例一：患者张某是一名普通的农村妇女，55 岁，平时身体很好，但未定期体检。最近半年出现绝经后阴道不规则出血，一开始也不在意，在家人的催促下才去当地医院做检查。诊刮后病理提示为子宫内膜重度不典型增生，在当地医院仅做了全子宫切除术，术后病理竟是子宫内膜癌，没办法，只能到大医院做进一步治疗。

病例二：患者李某是一名人民教师，48 岁，定期体检，最近发现经量增多，经期延长，遂至正规专科医院就诊，诊刮治疗后，病理提示子宫内膜重度不典型增生，灶性癌变不能除外，立即行手术治疗，术中冰冻病理仍不能确定是否癌变。手术主刀是一名有经验的妇瘤专科医师，她在手术中发现子宫内膜局部组织肉眼观察倾向于子宫内膜癌，与患者家属沟通后，行子宫内膜癌根治术，术后常规病理证实李某的确得的是子宫内膜癌，并进一步规范地进行化疗或放疗。

通过上述事例不难看出，到正规医院，由专业的妇瘤科医师诊治是多么的重要，让老百姓真正的少花钱、少走弯路，得到及时合理有效的治疗。

6. 如何预防子宫内膜癌?

（1）降低子宫内膜癌发病，减肥很重要，建议制订一个循序渐进的减肥计划，最理想的方案是要控制脂肪摄入，比如多吃不饱和脂肪饮食和水果、蔬菜可降低子宫内膜癌发生的危险。同时，吃饭不偏食，只吃七分饱及每天锻炼超过 30 分钟以上等，也可有效防癌。

（2）改变生活习惯，保持心情愉快，做到劳逸结合，生活作息规律，可有效减少内分泌紊乱，预防子宫内膜癌发生；亦可通过控制高血压、糖尿病等"富贵病"的发生减少子宫内膜癌的发病率。

（3）已绝经女性至少每年去医院进行一次妇科检查，有不规则阴道出血者，应及时进行宫腔镜及诊断性刮宫检查。

（4）在日常生活中，女性要留心自己身体各个部位的体征表现和变化，做到"四个注意"：注意观察和自检乳房的颜色变化和是否有硬块存在；注意阴道分泌物是否正常；注意阴道不明原因的出血；注意身体各个部位的异常增生等。

（5）更年期及绝经后妇女应慎用雌激素。

（三）卵巢肿瘤

1. 卵巢是什么样的器官呢？

卵巢是一对扁椭圆形的性腺，具有内分泌和排卵的功能，从而使女人如花样美丽，帮助女人完成繁衍后代的使命。

卵巢位于子宫底的后外侧，与盆腔侧壁相接，输卵管的后下方。正常情况下，生育年龄妇女的卵巢每个生理周期有一个卵子发育成熟并排卵，经过输卵管进入子宫。在此过程中卵子如果遇到精子即受精成为受精卵，那么这位女性将怀孕。如果卵子没有完成受精将在子宫内随月经血排出。

卵巢每个生理周期要经过一次破溃并自我修复，这个过程中的任何一个环节出现问题，都可能导致女性内分泌紊乱（俗称月经不调），进而有发生卵巢肿瘤的风险。

卵巢恶性肿瘤在各年龄阶段均可发病，但肿瘤的组织学类型会有所不同。卵巢上皮性肿瘤好发于 50～60 岁的妇女，而卵巢生殖细胞肿瘤多见于 30 岁以下的年轻女性。

2. 卵巢肿瘤都是恶性肿瘤吗？

卵巢肿瘤可以是生理性的、良性的或恶性的。

卵巢良性肿瘤较常见，其危害性不大，但会引起女性内分泌紊乱，进而使子宫肌瘤、乳腺癌、子宫内膜癌等疾病的发病风险升高。

卵巢恶性肿瘤是女性生殖系统常见的三大恶性肿瘤之一，由于卵巢位于盆腔深部，早期病变不易发现，一旦出现症状多属晚期。

3. 如何早期发现卵巢肿瘤？

（1）30 岁以上妇女每年应行妇科检查，高危人群最好每半年检查一次，以排除卵巢肿瘤。

（2）若配合超声检查等监测更好。

（3）卵巢实性肿瘤或囊肿直径>5 厘米者，应及时手术切除。

（4）青春期前、绝经后期或生育年龄口服避孕药的妇女，发现卵巢肿大应考虑为卵巢肿瘤。

（5）盆腔肿块诊断不清或治疗无效者，应及早行腹腔镜检查或剖腹探查。

（6）凡乳腺癌、胃肠癌等患者，治疗后应严密随访，定期妇科检查。

卵巢癌患者 20%～25% 有家族遗传史，常见的是乳腺癌、子宫内膜癌、结肠癌、直肠癌等。因此凡是这些肿瘤病人的直系亲属,都属于患卵巢癌的高风险人群,应该定期行妇科检查。

4. 卵巢恶性肿瘤的发病原因有哪些?

(1)未产妇或初产年龄较大者(大于 35 岁)。

(2)内分泌因素(过多的促性腺激素刺激以及雌激素作用)。

(3)遗传因素,5% ~ 10% 卵巢上皮癌具有遗传异常,主要是由于 *BRCA*1 和 *BRCA*2 基因突变所致,属于常染色体显性遗传。

(4)环境因素及其他因素。

5. 卵巢癌的表现有哪些?

卵巢癌早期常无症状,常因做妇科检查或腹部手术偶然发现。常见症状如下。

(1)腹部隆起、腹围增大。

(2)下腹部不适或腹胀。

(3)胃肠道功能改变、饮食习惯改变、便秘或腹泻。饭后饱胀感。恶心、食欲降低。

(4)脐周或腹股沟区触及包块。

(5)尿频或膀胱憋胀感。

(6)不明原因的体重减轻。

(7)心悸、气短。

(8)非经期间或绝经后阴道异常出血。

(9)其他:如疼痛、水肿等。

6. 怀疑卵巢癌需要做哪些检查?

系统的体格检查,包括妇科双合诊及三合诊,结合年龄、病史特点初步确定是否为卵巢肿瘤,并对良恶性做出判断。由于早期常无症状或症状隐匿,必要时行以下辅助检查。

(1)超声:B 超检查常用于初始评价。能检测盆腔肿块部位、大小、形态及性质,对腹水情况进行评估;彩色多普勒超声能测定卵巢及其新生组织血流变化,有助于诊断。

(2)CT 扫描:能清晰显示肿块,是否向周围浸润或伴腹水,还可显示有无肝、肺结节及腹膜后淋巴结转移。

(3)MRI 扫描:能清晰显示肿块,是否向周围浸润或伴腹水,有无肝、肺结节及腹膜后淋巴结转移。并能进一步判断肿瘤浸润深度及范围。

(4)CA125:80% 卵巢上皮癌患者 CA125 水平高于正常值(35 单位/毫

升),90% 以上患者 CA125 水平的高低与病情缓解或恶化相一致,可用于病情监测。

(5)腹腔镜检查:可直接观察肿块状况,对盆、腹腔包块活体组织检查,明确诊断,正确评估病变范围,明确期别。

(6)病理组织学检查:腹腔镜和手术标本的病理学检查,是明确诊断的唯一标准。

7. 卵巢癌的治疗方法有哪些?

根据年龄对生育的要求、肿瘤的性质、临床分期及患者全身情况等综合分析而确定手术范围。若为恶性肿瘤,依据病理类型决定手术范围及术后辅以相应的化疗或放疗。

(1)手术治疗:手术起关键作用。一旦可疑为恶性肿瘤,应尽早行全面分期探查手术(腹腔镜),全面探查盆、腹腔,对可疑病灶及易发生转移部位多处取材做组织学检查,根据探查结果决定肿瘤分期及手术范围。若探查评估,可以达到满意的肿瘤细胞减灭(尽最大努力切除原发病灶及一切转移瘤,使残余癌灶<1 厘米)的患者,应直接行手术。若探查评估,估计直接手术难以切净或基本切净的晚期卵巢癌患者,可先行 3~5 个疗程的化疗,然后再行肿瘤细胞减灭术。如果肿瘤侵犯肠管,术中需切除部分肠管行肠吻合或造口。如果肿瘤引起盆腹腔严重粘连或广泛转移,术中有损伤肠管、膀胱、输尿管、手术区域大血管及神经的可能。

(2)化学治疗:化疗为主要的辅助治疗,通过药物杀死肿瘤细胞。常用的药物为紫杉类联合铂类药物,根据病情,可采用静脉化疗或静脉联合腹腔内化疗。当药物进入血液后可随血液分散到全身,从而通过干扰肿瘤细胞的生长及复制达到杀死肿瘤细胞的作用。腹腔化疗不仅能控制腹水,又能使种植病灶缩小或消失。其优点在于药物可以直接作用于肿瘤,局部浓度明显高于血浆浓度。

化疗期间,通过血常规、肝肾功能、肿瘤标记物 CA125、彩超、心电图等检查,评估患者身体状况及治疗效果,及时调整用药方案及用药间隔。术后一般需行 6~8 周期化疗,治疗中期及结束时,依情况行 CT 等检查全面评估。

化疗存在不良反应,不同的人对化疗的反应不同,出现副反应并不意味着治疗失败。

常见不良反应:①恶心、呕吐。②手足麻木针刺感。③贫血。④白细胞(抵抗感染)、血小板(正常凝血)降低。⑤脱发。

少见不良反应:部分听觉丧失、肾功能损害、严重过敏反应、其他等。

治疗期间,同时行护肝、保护胃肠黏膜、止吐、营养、水化、提高免疫力等支持药物应用,尽量减少不良反应的发生,降低不良反应程度。

（3）放射治疗：不作为卵巢癌的常用治疗手段，仅在少数特殊情况下采用。

8. 卵巢癌的日常护理有哪些?

卵巢癌术后患者胃肠功能可能会降低，并且恢复缓慢，可以通过以下方法调节。

（1）调整饮食习惯。以流食、半流食、高蛋白及高维生素饮食为主，少食多餐，各种食物只要是清淡、新鲜、富于营养、易于消化的都可以吃，不吃或少吃辛辣刺激的食物，禁烟酒。

（2）保持大便通畅，必要时应用大便软化剂及缓泻剂。

（3）保持乐观开朗的情绪，坚信自己一定能够战胜疾病。根据自身情况，适当锻炼，可做一定的家务劳动，避免重体力劳动。生活起居要有规律，注意劳逸结合。

9. 卵巢癌的术后饮食应注意什么?

卵巢癌患者饮食上应遵循高蛋白、易消化、少量多餐的原则，如水、大米汤、小米汤、(鸡蛋)面汤、藕粉、酸奶、鲜果汁、清鱼汤、无油肉汤等。初次进食每餐 30~40 毫升(相当于一次性纸杯 1/3~1/2)，如无腹胀、腹泻、恶心等不适，可以每隔 2~3 小时进食一次，每次 200 毫升左右，每天 6~7 餐。如果出现任何不适，请及时告知您的主管护士，以免不适加重。

流质膳食一日参考食谱	
早餐	藕粉 30 克
加餐	米粉 30 克
午餐	牛奶冲藕粉(牛奶 250 毫升，米粉 30 克)
加餐	鸡蛋穗面汤 200 毫升
晚餐	米粉猪肝泥(米粉 30 克，猪肝 20 克)
加餐	酸奶(200 毫升)
全天	烹调油 5 克，盐 4 克
能量 926.8 千卡，蛋白质 30 克，脂肪 26 克，碳水化合物 148 克	

半流食是介于软食与流食之间的过渡饮食。如米粥、软面条、软面片、馄饨、蒸鸡蛋、豆腐脑、碎菜粥、肉泥、果泥等。不宜选择粗粮、大块肉类、大块蔬菜、油炸食品。应少量多餐，充分咀嚼。每餐 100~150 克，2~3 小时一

餐,每日 5 ~ 6 餐。餐后不宜立即平躺或行走,应坐位或半卧位休息 20 ~ 30 分钟,稍事活动后再行休息。

10. 哪些人应做卵巢癌筛查?

(1)有卵巢癌、乳腺癌或大肠癌家族史的女性。

(2)月经初潮早、未孕、晚孕、绝经晚的女性。

(3)长期服用雌激素或促排卵药物的女性。

(4)焦虑、抑郁、精神压力大的女性。

(5)长期接触放射物质、居住地区污染严重;吸烟酗酒、饮食脂肪含量高的女性。

检查项目:每年一次妇科检查及阴道彩超,40 岁以上女性每半年一次 CA125、HE4 血液学检查,根据检查结果定期复查。

11. 卵巢癌如何复查?

术后 1 年内,每月 1 次;术后第 2 年,每 3 月 1 次;术后第 3 年,每 6 月 1 次;3 年以上者,每年 1 次。

(刘瑞雪　刘　倩)

(四)宫颈癌

1. 宫颈癌的发病原因是什么?

宫颈癌是最常见的妇科恶性肿瘤,近年来,宫颈癌的发病越来越年轻化,让很多女性恐慌不已,宫颈癌与人类乳头瘤病毒(HPV)的感染有关。其实,从感染 HPV 到患上宫颈癌需要好几年的时间,在这个过程中,有很多机会把宫颈癌"拒之门外"。

高危型 HPV 持续感染是宫颈癌的主要危险因素。HPV 是人类生存环境中常见的病毒之一,如感冒病毒一样,并不是所有接触人群都会感染。大多数妇女在感染 HPV 9 ~ 15 个月后通过自身免疫能将病毒清除掉,少部分持续性感染加大了子宫颈癌发生的风险。

HPV 的感染有直接接触传播、间接接触传播和垂直接触传播 3 种方式。

(1)直接接触传播:主要是通过性接触传播,HPV 感染的主要危险因素如下。①多个性伴侣;②过早(指 18 岁以前)性生活;③其性伴侣为 HPV 携带者。妇女成为 HPV 携带者及其今后发生宫颈癌的概率与其丈夫(或性伴侣)阴茎或阴道内 HPV DNA 的存在有关系。

(2)间接接触传播:主要包括接触物品传播和医源性传播,如 HPV 感染者用过的毛巾、内衣裤、盆、床单、坐便器等生活用品。

（3）垂直接触传播：即母婴传播途径，多是一过性 HPV 感染。这些传播途径很少引起子宫颈癌，大多是引起尖锐湿疣等良性病变。

此外，引起宫颈癌的因素还包括遗传因素、吸烟、喝酒、吸毒、初产年龄早、口服避孕药及营养因素。

综上所述，宫颈癌同所有复杂性疾病一样，是多种因素共同作用的结果。

2. 宫颈癌有哪些表现？

宫颈癌症状

子宫颈原位癌及早期浸润癌表现常不甚明显，有报道显示，33% ~81%的早期浸润性宫颈癌患者可无任何临床症状，部分患者可能出现以下情况。①阴道出血：可表现为经期延长、同房后出血、月经间歇期阴道不规则出血等。②白带异常：白带增多，清涕样，此期个别患者常在体检中发现。

晚期宫颈癌患者常有明显临床表现，主要表现为以下几个方面。

（1）阴道出血：常为宫颈癌最早出现的临床表现，可表现为阴道接触性出血、不规则阴道出血及绝经后阴道出血。

（2）阴道分泌物增多：肿瘤发生初期，会产生大量黏液状白带，晚期患者由于肿瘤组织大量坏死，会溢出大量浆液性液体，颜色常为黄色或淡黄色，并可能伴有数量不等的小块脱落肿瘤组织。此外创面持续暴露会导致细菌入侵，可产生腐臭样气味。

（3）疼痛：是晚期宫颈癌的症状，可表现为单侧性或双侧性，初始发生部位可位于下腹部、腰骶部，表现为胀感或钝痛，并逐步向腰部、大腿、膝部放射，甚至可累及踝部、趾部。

（4）压迫症状：早期不会出现压迫症状，晚期宫颈癌由于肿瘤向周围组织、器官浸润转移，常出现相应器官受累的表现。如侵犯阴道前壁或膀胱可表现为尿频、尿急、尿痛、血尿。如侵犯直肠可表现为直肠刺激征、骶尾部疼痛。若侵犯输尿管可表现为输尿管、肾积水，腰背部隐痛。

（5）转移症状：晚期浸润性宫颈癌可出现远处转移，如淋巴结转移、肺转移，还可能出现骨、肝脏、皮下等部位的转移。根据转移部位不同，表现也不同。

（6）全身症状：晚期肿瘤患者由于肿瘤的消耗，可出现消瘦、贫血、恶病质等表现，此外，还可因肿瘤发热或继发感染导致体温升高。

3. 宫颈癌治疗方法有哪些？

宫颈癌的治疗方法应根据临床分期、年龄、生育要求、全身情况等综合考虑，制定治疗方案。主要治疗方法包括手术治疗、放射治疗、化疗及免疫治疗。

4.哪些人群应做宫颈癌筛查?

（1）有宫颈癌或其他肿瘤家族史。

（2）有宫颈炎、盆腔炎、附件炎、性病等宫颈慢性病史。

（3）早婚早育（<18岁）、性生活不洁或过于频繁、多产、多次人流、本人或配偶有多个性伴侣。

（4）月经异常,如月经不调、痛经等。

（5）肥胖、吸烟、酗酒,大量食用腌、熏、油炸食品。

（6）高危型人乳头瘤病毒持续感染。

检查:妇科检查、人乳头瘤病毒检测、液基薄层细胞学检查（TCT）、阴道镜检查、肿瘤标志物检测。根据 HPV 和 TCT 结果定期复查。

5.如何预防宫颈癌?

怎样预防宫颈癌

（1）提倡晚婚、少育,开展性卫生教育,是减少宫颈癌发病率的有效措施。凡已婚妇女,特别是围绝经期妇女有月经异常或性交后出血者,应警惕生殖道癌的可能,及时就医。

（2）定期开展宫颈癌的普查普治。在我国建议对 20~64 岁妇女,在性生活开始 1 年后进行普查,对适龄妇女每 2~3 年进行一次宫颈癌的筛查。妇女至妇科门诊就诊,应进行 HPV 检测联合液基细胞学检查或联合传统细胞学涂片检查,有异常者应进一步处理。做到早发现、早诊断和早治疗。

（3）积极治疗中、重度宫颈糜烂,及时诊断和治疗 CIN,以阻断宫颈癌的发生。

（五）妇科肿瘤非手术治疗与护理

放射治疗简称放疗,是肿瘤治疗中的一种局部治疗方法,也是治疗局限性肿瘤最有效的手段。它是利用放射线来杀灭肿瘤细胞。这些射线可以破坏肿瘤细胞的结构,从而导致肿瘤细胞死亡,达到治疗肿瘤的目的。妇科肿瘤放射治疗分为腔内放疗和体外放疗两种方式。

1.什么是腔内放疗?

腔内放疗又称体腔内后装放射治疗,照射范围仅限于肿瘤的原发部位,如宫颈、阴道、宫体及宫颈旁区域。具体方法是将放疗施源器置入宫腔或阴道内,固定施源器后,运送患者进入治疗室,医务人员将患者施源器与机器连接。经过操纵使放射源进入患者体内病灶达到治疗目的。

腔内放疗一般每周 1~2 次,每次放疗时间的长短要结合当日放疗机器中放射源的情况而定,几分钟至几十分钟不等。

2. 哪些妇科肿瘤需要做体外放疗?

放射治疗除了腔内放疗的区域,还包括可能发生转移的子宫旁、宫颈旁及阴道组织,盆腔组织及盆腔区域淋巴结区等区域需要做体外放疗。一般上界可达到第 5 腰椎体上缘,下界达耻骨联合下缘。医生会在患者身体上用带颜色的笔画做水平、垂直或十字交叉的标记线。标记线一般位于下腹正中和身体两侧。

体外放疗需要先进行放疗计划制订,计划制订好后开始放疗,一般每日 1 次,每周放疗 5 次,休息 2 天,共 25 ~ 30 次。

腔内放疗和体外放疗,都是局部治疗,不会影响头发。因此只进行放疗的患者不会发生脱发。只有当患者在放疗的同时进行化疗时,部分化疗药物对毛囊具有毒性,会发生暂时脱发。

放疗后身体不会带有放射线,患者回家之后也不会给家人带来不好的影响。

3. 妇科肿瘤放疗近期不良反应有哪些?

妇科肿瘤放疗引起的反应分为近期不良反应和远期不良反应,以直肠、膀胱反应最明显。近期反应是指发生在放疗中或放疗后 3 个月内的反应。

(1)全身反应:乏力、食欲减退、恶心、呕吐,白细胞、血小板轻度下降,合并化疗者全身反应较重。反应程度与年龄、全身情况等因素有关。一般对症处理,可继续放疗。

(2)直肠反应:多发生在放疗开始 1 ~ 2 周后,接近 80% 的患者都会有不同程度的反应。主要表现为里急后重、腹泻、黏液便、大便疼痛、便血,合并同步化疗者反应更严重。建议食用高蛋白、高维生素、易消化食物,用止泻药物、药物保留灌肠等对症治疗,严重者暂停放疗。

(3)膀胱反应:多发生在放疗 2 ~ 3 周后,主要表现为尿频、尿急、尿痛,少数可能有血尿。抗感染、止血治疗后好转,严重者暂停放疗。

(4)皮肤反应:多发生在放疗 3 ~ 4 周后,主要表现为皮肤出现红斑、脱屑、脱皮、水疱甚至皮肤破损,可根据情况使用皮肤保护剂,严重者暂停放疗。

(5)内照射相关反应:操作过程中出血、疼痛,多程度不重,若出血较多可用止血药物或纱布填塞。

4. 妇科肿瘤放疗远期不良反应有哪些?

患者合并糖尿病、高血压或有盆腔疾病手术史,都可能使远期并发症的发生率增加。

(1)放射性直肠炎、乙状结肠炎:常发生在放疗后半年至1年后,主要症状为腹泻、黏液便、里急后重、便血,有时便秘。少数可出现直肠狭窄,严重者可导致直肠-阴道瘘。处理上主要是对症治疗。若出现直肠狭窄、梗阻、瘘管、穿孔,则需考虑手术治疗。

(2)放射性膀胱炎:多发生在放疗后1年左右,主要表现为尿频、尿急、尿痛、血尿,严重者有膀胱-阴道瘘。以保守治疗为主,抗感染,止血,药物膀胱冲洗,严重者需行手术治疗。

(3)放射性小肠炎:任何原因导致腹、盆腔内小肠固定都可加重小肠的放射损伤,表现为稀便、大便次数增加、黏液便、腹痛,严重者有小肠穿孔、梗阻,需手术治疗。

(4)盆腔纤维化:大剂量全盆腔照射后可能引起盆腔纤维化,严重者继发输尿管梗阻及淋巴管阻塞,导致肾积水、肾功能障碍、下肢水肿。可用活血化瘀的中药治疗,输尿管狭窄、梗阻者需手术治疗。

(5)阴道狭窄:建议放疗后定期检查阴道情况,行阴道冲洗两年,间隔2~3天1次,逐渐递减至每周1次,必要时佩戴阴道模具。建议放疗后3个月开始性生活。

5. 发生放射性膀胱炎怎么办?

尿频、尿急、尿痛是放疗的不良反应之一,属于放射性膀胱炎的黏膜反应,但患者千万不可因为害怕出现这些情况而拒绝喝水。患者在放疗期间应该多饮水,多食富含维生素的水果、蔬菜,加强营养,增强体质;做到不憋尿,有尿及时排出,睡觉前1小时内少喝水,临睡前排空膀胱的尿液,减少睡觉后膀胱充盈。待放疗结束后此现象会逐步缓解。

6. 放疗期间为什么会出现阴道出血?

阴道出血是宫颈癌的症状之一。治疗过程中阴道出血属于疾病的常见表现,患者进行腔内放疗时,医生将窥具放入阴道后可能会碰到腐烂的病灶,引起阴道出血。如果出血量较大,需要告知医生给予相应处理,遵医嘱口服止血药物或局部填塞纱布止血。

7. 放疗中和放疗后为什么要进行阴道冲洗?

放疗的过程中,会伴随着一定量的坏死组织脱落。而阴道冲洗的目的就是清除脱落的坏死组织,减少阴道感染,促进上皮细胞的修复和损伤的愈合,避免阴道粘连。此外,还可以促进炎症的吸收和消退,提高放疗的敏感度。

8. 什么是增敏化疗?

化疗抑制放疗导致的肿瘤细胞损伤后的修复,化疗通过其本身的细胞毒作用减小肿瘤体积,减少对放疗不敏感的乏氧细胞的比例,化疗可促使肿瘤细胞同步进入对放疗敏感的细胞周期,化疗和放疗作用于细胞周期的不同时相,起到互补作用。

9. 妇科肿瘤化疗常见的不良反应有哪些?

化疗药物在治疗肿瘤的同时,对人体正常器官功能也有影响。这些影响称为化疗药物的不良反应。化疗药物常见的不良反应有胃肠道反应(恶心、呕吐)、血液毒性(白细胞计数低、血小板计数低、红细胞计数低)、肝肾毒性(肝肾功能异常)、神经毒性(手脚麻木、耳鸣甚至耳聋)、皮肤毒性(脱发、皮疹、脱皮、脓疱)、心脏毒性(心慌、心律失常、心绞痛)、疲乏、性功能改变、生育功能改变等。

10. 患者出现白细胞减少时怎样护理?

肿瘤患者在白细胞和(或)粒细胞减少时,会因抵抗力低而发生感染,所以应采取以下措施减少由外源性微生物引起感染的危险性。

(1)保持居住环境的干净卫生:患者应避免接触花、其他植物、动物及其排泄物、疫苗接种过的人或患有传染性疾病(如水痘、带状疱疹、流感及普通感冒等)人群;减少不必要的探视;到人多的地方要戴好口罩,避免交叉感染;患者自身应养成良好的卫生习惯,注意饮食卫生,做到饭后漱口及口腔护理,加强排尿、便后会阴部清洁;预防皮肤和黏膜的创伤,正确处理伤口;遵医嘱使用抗生素预防感染。

(2)注射升白细胞药物:注射后患者会出现关节和脊柱疼痛。升白细胞药物会对肌肉骨骼系统产生影响,有时会有肌肉酸痛、骨痛、腰痛、胸痛的现象,再加上升白药物会刺激骨髓造血,而骨髓通常会分布在大的关节和脊柱等部位,并且这种造血也属于一种过度刺激造血。因此,通常会引起关节和脊柱的疼痛。缓解注射升白药物后出现疼痛的方法包括卧床休息,适当活动,避免剧烈运动;也可以采用一些放松疗法,分散患者的注意力。家属可以陪伴在患者身旁,与患者聊天;如果家属不在,患者可以选择一些自己喜欢的事情来做,如听音乐、做手工、看电视等。若以上都不能使疼痛得到缓解,患者可以遵医嘱服用一些镇痛剂缓解疼痛。

11. 出现血小板减少时怎么办?

(1)给予高维生素、高蛋白、高热量、易消化软食,禁食刺激、油炸、粗糙、硬的食物。有消化道出血时遵医嘱禁食,出血情况好转,可逐步改为少渣半流食、软食、普食。饮水、食物温度不易过高,约 37 摄氏度。

（2）血小板低于 $50×10^9$/升时减少活动,增加卧床休息时间;血小板低于 $30×10^9$/升时卧床休息。防止身体受外伤,如跌倒、碰撞。

（3）床单应清洁、整齐无褶皱,衣服应柔软、宽松。避免搔抓皮肤,保持皮肤清洁,定期擦洗,擦洗水温约 40 摄氏度即可。

（4）嘱患者不要用手挖鼻孔,平时可用鱼肝油滴鼻,防止鼻黏膜干燥出血。

（5）保持口腔清洁,饭前、饭后、睡前盐水漱口。口腔有出血时,予以去甲肾上腺素液和碳酸氢钠液交替漱口。不要用牙签剔牙,禁用硬毛牙刷刷牙。

（6）保持排便通畅,排便时不可过于用力,必要时,使用开塞露协助排便,避免腹内压力增高引起出血。

12. 汤的营养价值高吗?

据测试,汤里所含营养只占原料的 5% ~ 10%,多为维生素、无机盐等成分,而大部分营养成分(尤其蛋白质)仍留在肉里。肿瘤患者需要的是肉中的蛋白质,并且大部分肿瘤患者的食量都有减少的情况发生,所以营养医生建议,想要多补充营养,应鼓励患者先吃肉再喝汤或汤和肉一起吃。

13. 牛羊鸡肉、鸡蛋是发物吗?

民间所谓发物的说法,其实并无确切的科学依据。因此,牛羊鸡肉、鸡蛋等食物并不是发物。动物性食物是蛋白主要来源,应注意适量食用。这类食物含有丰富的优质蛋白,而肿瘤患者在治疗期间非常需要蛋白质促进细胞组织修复,所以肿瘤患者需要吃这些食物。选择新鲜、卫生安全的食材能帮助患者恢复。

14. 加强营养会促进肿瘤生长吗?

营养支持不是治疗肿瘤本身,而是为了改善患者的营养状况,提高患者免疫功能。给予患者营养支持,使其状况改善后便于我们采取许多抗肿瘤治疗的手段,将患者生存期延长。

因此出于对营养支持会促进肿瘤生长的担心而放弃营养治疗是没有依据的。如果患者存在需要使用营养治疗的临床指征,仍需采取营养支持治疗。

15. 保健品能吃吗?

保健品对肿瘤患者有一定的好处,但不能将这种作用无限夸大,肿瘤患者首先应该进行正规系统的治疗如手术、放化疗、中药、营养支持,这些正规治疗是保健品所无法替代的。肿瘤患者在选择保健品时,首先要想到保健品不是治疗药,同时要仔细阅读说明书,了解主要功效对症选购。还要注意是否有保健品标志、批号、厂名等。

16. 蔬菜、水果每天吃多少?

水果类每天 200~400 克;蔬菜类每天 300~500 克。蔬菜中以颜色深的绿色、橙色菜的营养丰富,每天最好选用 5 种以上的蔬菜,总量为 300~500克。水果和蔬菜不能互相替代。

17. 化疗导致恶心呕吐、厌食怎么办?

(1)可饮用清淡、冰冷的饮料,食用醋味、咸味较强的食物可减轻症状。

(2)避免太甜或太油腻的食物。

(3)在起床前后及运动前吃较干的食物,如饼干或吐司面包可抑制恶心,活动后勿立即进食。

(4)用餐时,先食用固态食物,再食用液体汤汁或饮料。

(5)避免同时摄食冷、热的食物,易刺激呕吐。

(6)少量多餐,避免空腹,胃部空空会让人恶心更严重。

(7)饮品最好在饭前 30~60 分钟饮用,并以吸管吸食为宜。

(8)在接受治疗前 2 小时内应避免进食,防止呕吐。

(9)化疗后患者会出现厌食,对于厌食患者可以少食多餐,多调换口味花样。放松心情,适当运动,总躺着不动,食欲是不会好的。必要时可服用消化酶帮助消化,如胃蛋白酶、胰蛋白酶,以及口服谷氨酰胺及一些肠内营养制剂,以保证营养需要。

18. 妇科肿瘤患者的心理护理有哪些?

患者持有何种心态,对肿瘤的治疗及康复至关重要。既不能表现过于超脱,不积极治疗,对疾病听之任之;也不能过度紧张,恐惧害怕,抑郁消沉甚至悲观绝望。而应该是勇敢而理智地面对疾病,积极配合治疗。需要注意的是,不是所有的患者从一开始就会有一个良好的心态,绝大多数都需要一个逐渐调整的过程。保持良好心态应做到以下几点。

(1)了解有关知识,正确认识疾病。肿瘤患者需要了解一些肿瘤基础知识,包括目前医学界对肿瘤防治观点、研究动态以及发展趋势,以正确认识疾病。恶性肿瘤是一大类防治较为困难的疾病,但只是人类疾病的一种而已,其造成的后果与心肌梗死、脑卒中(中风)、高血压等相比,都是对身体、对生命的危害。通过学习疾病知识,也帮助自己更好地配合医务人员积极进行治疗。

（2）勇于面对现实，树立战胜疾病的信念。人的一生免不了会患有这样或那样的疾病，无论是大病小病，恶性还是良性，都应该坦然面对这一客观现实。尤其是对恶性肿瘤，要有勇于斗争、敢于胜利的决心，要树立一个强大的精神信念，生命每延续一天，都可能会获得新的机遇和希望。所以，只要还有一口气，一线希望，信念和精神就不能垮掉。

（3）提高心理素质，善于自我调节。癌症患者学会减轻自我心理压力的方法和技巧，调整自己的心理状态。例如练习太极拳，或者看小说、看电视、听音乐，做自己乐意做的事，都是使身心松弛的好方法。在力所能及的情况下，适当劳动，外出旅游，有时会收到意想不到的好效果。若紧张、焦虑的心情不能控制时，可适当用点抗焦虑药或抗忧郁药，如地西泮（安定）等可帮助睡眠，对心理不良反应有一定的解除作用。心理压力也可向家人或医务人员倾吐，以得到帮助和劝慰，有助于解除和排泄压抑的心情。

（4）活在当下，积极治疗。不要想象疾病的最终结果，过好现在的每一天。对待疾病要从战略上藐视、战术上重视；制订切实可行的康复计划，积极配合医生的安排，坚持疗程用药。

（金　洋　崔曼丽　李　果）

七、骨肿瘤护理

1. 什么是骨肿瘤?

成熟骨骼由骨、软骨、骨髓、神经、血管、纤维等多种组织构成,其中任何一种组织均可发生肿瘤。

骨肿瘤有良性、恶性和瘤样病变之分,良性骨肿瘤,如骨软骨瘤可以根治,预后良好。恶性骨肿瘤分为原发的和继发的,原发的如骨肉瘤、软骨肉瘤、纤维肉瘤等,继发的骨肿瘤是体内其他组织或器官的恶性肿瘤(如肺癌、甲状腺癌、乳腺癌、前列腺癌等)经血液循环等途径转移至骨骼或直接侵犯骨骼所致,恶性骨肿瘤往往发展迅速,诊治困难。

骨肿瘤多发于男性,男女之比 1.5:1,恶性肿瘤多发生于青少年,一般来讲年龄越小,肿瘤的恶性程度越高。

2. 骨肿瘤有哪些表现?

骨瘤表现

(1)疼痛和压痛:疼痛和压痛是恶性骨肿瘤最常见且主要的症状。良性肿瘤疼痛及压痛不明显,局部发现肿块时无疼痛和压痛,边界清楚。恶性肿瘤疼痛开始为轻度"间歇性",逐渐发展为持续性剧痛,且多数患者在夜间疼痛加剧以致影响睡眠,局部可有皮温增高和静脉怒张。

(2)肿块和肿胀:良性骨肿瘤局部肿块质硬、肿胀不明显。恶性骨肿瘤不仅出现肿块,尤其是长管状骨干骺端肿胀明显。恶性骨肿瘤的局部浸润或良性肿瘤的压迫均可影响体液回流而发生肿胀,一般呈渐进性。

(3)功能障碍和压迫症状:近关节的骨肿瘤易引起相关关节功能障碍。邻近大血管神经的骨肿瘤可压迫血管神经引起相应的表现。脊柱肿瘤可压迫脊髓,出现截瘫。

(4)病理性骨折和脱位:肿瘤的生长引起骨质的破坏,骨密质变薄,轻微的外力作用即可发生病理性骨折。骨端的骨肿瘤,关节骨遭到破坏,可发生病理性关节脱位。

(5)转移和复发:恶性骨肿瘤可通过淋巴或经血行转移至附近淋巴结、脑、肺和肝等。晚期恶性骨肿瘤可出现贫血、消瘦、食欲差、体重下降、低热等全身症状。其中部分良性肿瘤可发生恶变,如骨软骨瘤有 1% 恶变为软骨肉瘤的可能。

3.骨肿瘤分哪些类型？

骨肿瘤顾名思义就是长在骨头上的肿瘤,还有一些骨辅助的组织,这些组织如果发生肿瘤,现在也列为骨肿瘤的一部分。所以骨肿瘤在骨科分为两部分,一部分是来源骨组织本身的肿瘤和来源骨附属组织的肿瘤。如骨软组织、肌肉、神经肿瘤,也属于骨肿瘤的一部分。所以说骨肿瘤,一般分骨肿瘤和软组织肿瘤两部分内容。骨肿瘤一般分良性和恶性两种,在良性骨肿瘤里面,包括的内容非常多;骨的恶性肿瘤,有原发性的骨肿瘤、继发性的骨肿瘤,还有转移骨肿瘤。还有一种叫瘤样病变,瘤样病变实际上并不是真正的骨肿瘤,但是它的临床表现、影像学所见、外科治疗和骨肿瘤相似,所以也归为骨肿瘤的一部分内容。原发性的良性骨肿瘤有以下几种治疗方法:手术切除和观察,还有些无须处理。而骨的恶性肿瘤,它的预后相对较差。

骨瘤分类

总体来说,骨肿瘤类型包括软骨性肿瘤、成骨性肿瘤、纤维性肿瘤、纤维组织细胞性肿瘤、造血系统肿瘤、富于巨细胞的破骨细胞肿瘤、脊索样肿瘤、血管性肿瘤、肌细胞性肿瘤、脂肪细胞性肿瘤、未明确肿瘤性质的肿瘤、杂类肿瘤等。

4.骨肿瘤和遗传有关吗？

要搞清楚骨肿瘤是否会遗传,先要知道骨肿瘤的发病原因。骨肿瘤是从正常的细胞转化而来的,癌细胞的分裂似"脱缰"的野马难以控制。

当人体细胞里的癌细胞数目超过 100 万个时就会产生癌症的一些症状。那么正常的细胞又是如何突变成癌细胞的呢？ 比如病毒、射线、化学物质,作用于细胞中的 DNA,造成它的结构或功能发生变化,从而导致代谢发生变化,细胞增殖发生变化就成为癌细胞。DNA 是遗传的基础物质,一旦 DNA 发生变化,那么就会传递到下一代,从这个意义上来说骨肿瘤是和遗传有关的。那么,骨肿瘤和遗传有关是不是就可以下这样的结论:骨肿瘤患者的下一代都会生癌? 回答是否定的,为什么呢？ 因为人类细胞分成体细胞、生殖细胞两大类,如肌肉细胞、骨骼细胞、神经细胞,上一代和下一代无直接的联系,只有生殖细胞精子和卵细胞,才是沟通父母与子女遗传信息的细胞,当父亲、母亲生殖细胞里的 DNA 发生了癌变,他们子女身体里的所有细胞获得了这种改变了的遗传信息,就可能发生癌变,这是一种"遗传型"的癌。而体细胞的 DNA 在后天环境中发生了变化,变成了癌细胞,那么由这个细胞分裂而生成的子细胞仍是癌细胞,它不会影响生殖细胞里的 DNA 的癌变,所以这种癌细胞不会遗传给子女,这就是"非遗传型"的癌。

因此,并非骨肿瘤都会遗传,有骨肿瘤家族史的人一方面要认识到自己虽然可能因遗传而患上骨肿瘤,但并不意味着一定会得骨肿瘤,应避免不必要的恐惧;另一方面要更加注意防癌,争取做到早发现、早诊断和早治疗。

5. 恶性骨肿瘤的治疗方法有哪些?

骨瘤治疗

尽管近年来采用所谓的综合方法,疗效有所提高,但仍不能令人满意。目前主要有以下治疗方法。

(1)手术切除:是治疗的主要手段。截肢、关节离断是最常用的方法。随着化疗方法的进步,近年来开始做瘤段切除或全股骨切除,配合人工假体置换,虽然近期效果较好,但远期效果仍很差。对于恶性程度偏低的肿瘤,如纤维肉瘤,采取保留肢体的局部广泛切除加功能重建辅以化疗等措施,是一种可取的方法。

(2)化疗药物治疗:化疗的开展,特别是新辅助化疗概念的形成及其法则的应用,大大提高了恶性骨肿瘤患者的生存率和保肢率。对于骨肉瘤等恶性肿瘤,围手术期的新辅助化疗已经是标准的治疗程式。病检时评估术前化疗疗效,可指导术后化疗和判断预后。化疗敏感者表现为:临床疼痛症状减轻或消失,肿物体积变小,关节活动改善或恢复正常,升高的碱性磷酸酶下降或降至正常;影像学上瘤体变小,肿瘤轮廓边界变清晰,病灶钙化或骨化增加,肿瘤性新生血管减少或消失。

(3)局部化疗:包括动脉内持续化疗及区域灌注化疗,其中以区域灌注效果较好,5年生存率得到提高,但达不到完全"化学截除"的作用。

(4)免疫疗法:目前仍停留在非特异性免疫治疗阶段,因肿瘤抗原是一个复杂的问题,还没有理想的特异性免疫疗法。

(5)放射治疗:对骨肿瘤的治疗而言只能作为一种辅助治疗。

6. 什么是保肢治疗?

日趋成熟的化疗促进和发展了保肢技术。实践证明保肢治疗与截肢治疗的生存率和复发率相同。手术的关键是采用合理外科边界完整切除肿瘤,广泛切除的范围应包括瘤体、包膜、反应区及其周围的部分正常组织,即在正常组织中完整切除肿瘤,截骨平面应在肿瘤边缘3~5厘米,软组织切除范围为反应区外1~5厘米。

进行保肢治疗需要具备一定的条件。

(1)肿瘤未侵犯重要的血管和神经。

(2)能够在肿瘤外将肿瘤完整切除,获得良好的外科边界。

(3)进行保肢手术后的局部复发率不比截肢术高。

(4)局部的软组织条件尚可,预计保留下的肢体功能比假肢好。

进行骨肿瘤保肢手术前需要对病情进行全面评估,通过临床表现、影像学、病理检查三结合对肿瘤有明确诊断,包括肿瘤的种类、分期、侵袭范围等,制定严密的手术方案和术后功能锻炼方案。

骨肿瘤的保肢手术是专业性极强的手术,首先应遵循骨肿瘤手术边界原则,对肿瘤进行广泛切除,以避免和减少术后的局部复发。然后对切除后的骨缺损和软组织缺损进行重建,软组织的重建主要依靠肌瓣、皮瓣转移和植皮。

7. 保肢手术的骨缺损修复方法有几种?

(1)肿瘤型人工关节置换术:肿瘤型人工关节也叫肿瘤型人工假体,材料为合金,专门针对骨肿瘤患者设计,可选用跟患者缺损长度一致的假体型号,也可以完全按患者肿瘤情况定制假体。肿瘤型人工关节置换术后为患者保留了关节功能,辅以术后功能锻炼能为患者保留良好的肢体功能。对于儿童的肢体恶性骨肿瘤,必须考虑到其骨骺的发育生长,故应选用可延长的肿瘤假体,便于以后进行肢体延长。

(2)同种异体骨移植术:选用深低温冷藏的同种异体骨,按患者的骨损截取合适的长度,移植到缺损的部位,辅以钢板或者髓内针固定。该方法可用于同种异体半关节移植和骨干瘤段截除后的缺损重建。

(3)自体骨移植术:主要是取患者自体的腓骨用于肱骨、桡骨肿瘤切除后的重建。

(4)瘤段骨灭活再植术:将截下的标本去除瘤组织,经灭活处理再植回原位,恢复骨与关节的连续性,由于灭活后蛋白引起机体较强免疫排斥反应,并发症高。

(5)其他用于保肢的手术还有关节融合术、旋转成形术等。

保肢手术是骨肿瘤综合治疗的一部分,必须有很好的化疗支持才能达到满意的效果。通过综合治疗,在很好地控制疾病的同时,又给患者保留了有良好功能的肢体,使患者的存活率和生存质量大大提高。

8. 为什么要重视骨肿瘤的活检手术?

活检手术是骨肿瘤整个诊疗过程中的一个重要环节。不恰当的活检手术往往给患者带来难以弥补的危害。在未确定整个治疗计划之前,不应轻易进行活检手术。活检手术前全面的影像学和实验室检查有利于帮助医师判断骨肿瘤患者是否需要活检、采用何种方法活检以及在什么部位进行活检。骨肿瘤的活检手术在切口、进路、取材和引流等操作方面都有其特殊要求,应特别重视操作规范,以减少并发症的发生。

9. 发现骨转移瘤就"无药可救"了吗?

近年来,我国恶性肿瘤发病率持续上升,每年新发肿瘤患者超过310万人。骨骼是恶性肿瘤最常见的转移部位,恶性肿瘤骨转移总体发病率为32.5%。骨转移瘤的发病率约为原发恶性骨肿瘤的35～40倍。在众多影响肿瘤患者生存质量的问题中,"肿瘤骨转移"最为突出。

骨转移瘤
无药可治
吗?

骨转移瘤是指恶性肿瘤细胞通过血液播散等方式转移到骨骼,并在骨骼局部生长,造成骨破坏。骨转移瘤多发生在脊椎、骨盆、肋骨等部位,会引起骨痛、病理性骨折(轻微外力即造成骨折),脊椎转移还可发生脊髓压迫以至截瘫。骨转移常见于鼻咽癌、乳腺癌、前列腺癌、甲状腺癌、肺癌、肾癌等。

骨转移是许多肿瘤患者及家属最怕听到的消息,一旦查出骨转移瘤,是否就意味着患者就是肿瘤"晚期"了? 就已"无药可医"、只能"坐以待毙"了呢? 有句话说"很多肿瘤患者是被'吓死'的"。那么,正确认识肿瘤,尤其是认识骨转移瘤,十分重要。

肿瘤骨转移放弃治疗很可惜。一旦出现骨转移瘤,很多患者认为这意味着肿瘤到了晚期,再进行治疗已经没有多大意义,有些甚至放弃治疗。其实这种想法是非常错误的! 骨转移瘤的出现并不是肿瘤终末期的"宣判"。对于转移到骨的肿瘤,各个专科之间缺乏共识,对骨转移瘤仅仅局限于姑息治疗、减轻疼痛。由于没有经过积极治疗,骨转移瘤患者常因剧烈疼痛、长期慢性消耗及情绪低落而在极度痛苦中走完余生。现代医学的快速发展,对骨转移瘤的诊断与治疗策略有了明显的更新。目前,对骨转移瘤治疗的目标是:减轻疼痛,积极治疗原发肿瘤,预防、减少或推迟骨相关不良事件的发生,提高患者生存质量及生存期。骨转移瘤患者通过手术、放疗、化疗、介入治疗及支持治疗等综合治疗,生存期越来越长,生活质量明显改善,部分可重新工作。因此,有人认为,发现肿瘤骨转移就"无药可救"的看法毫无疑问是错误的。骨转移瘤可防可治。随着更多靶向治疗药物的出现,综合治疗将会给骨转移瘤患者带来更高的生存率和更好的生存质量。

10. 膝关节置换术后功能锻炼的方法有哪些?

有计划地进行功能锻炼,有助于膝关节置换术后患者的早期康复,具体包括以下方法。

全膝置换

(1)患者手术当天麻醉作用消失后,可进行踝泵锻炼。脚后跟用力向下蹬,同时向上勾脚,勾到最大幅度,维持10秒,再向下勾维持10秒,每天2～3次,每次10～20分钟。此法可有效预防下肢深静脉血栓的发生,减轻术肢的肿胀程度。

(2)术后1～2天,抬腿直至离床面30厘米处,维持10秒,每天2～3次,每次20分钟,此法可锻炼腿部肌肉,防止肌肉萎缩,增加下肢肌力。

(3)术后3～7天,病人仰卧位,双手抱术肢大腿,借助重力使小腿自然下垂,可由护士轻托术肢小腿进行保护,每天2～3次,每次20～30分钟。

（4）床边屈膝锻炼：患者稳妥坐在床边，双腿自然下垂，借助重力屈曲膝关节，可用健肢的足跟向内轻压患肢脚背部，每天 2 ~ 3 次，每次 30 分钟。

（5）在进行主动锻炼的同时，可配合 CPM 机的被动锻炼。主动锻炼和被动锻炼同时进行，可使膝关节更早、更快地恢复健康。

11. 膝关节置换术后功能锻炼有哪些注意事项？

术后康复是一个长期的过程，急于求成只能事倍功半，应遵循个性化、循序渐进的原则。功能锻炼应从小剂量开始，逐渐递增，并根据锻炼后及次日的反应，如全身状态、疲劳程度、切口周围的肿痛程度等来决定增减运动量。在安排每日的锻炼项目和运动量时，应注意均匀分配运动量，可每日短时、多次进行锻炼。以锻炼后局部不发生明显的疼痛、肿胀为宜。如出现异常疼痛、高热或其他不适时，应及时告知医生采取相应措施。

12. 膝关节置换术后如何下床行走？

膝关节置换术后患者可以下床行走时，要按照以下要求做，避免出现不适和跌倒。

（1）患者先在床上缓慢坐起，无不适后，可在床边静坐 1 ~ 3 分钟再下床，注意先手扶床档站立 1 ~ 3 分钟，如无头晕、心慌等不适，方可在床边行走，并要有他人扶助。

（2）患者下床行走时应使用助行器。助行器的高度应与患者的股骨大转子平齐。患者身体直立，站稳后向前轻推助行器，先迈患肢，再迈健肢。注意足跟部先着地，行走时要有人陪伴，不可穿拖鞋，防止跌倒。使用助行器有助于保持良好的步态。

（3）每日活动量不宜过大，时间不宜过长。应注意循序渐进，根据耐受情况，可从每天 10 ~ 20 分钟开始，逐日递增。

13. 骨科手术后怎么预防下肢深静脉血栓形成？

骨科手术后特别是下肢骨术后患者，由于卧床时间长，为了预防下肢深静脉血栓形成，要做好以下几个方面。

（1）指导患者多做深呼吸，有效咳嗽。

（2）抬高双下肢 20° ~ 30°。

（3）每 2 小时翻身一次，主动活动双下肢。

（4）尽量避免穿刺下肢静脉及深静脉。

（5）指导进食纤维素含量高的食物等。

（6）遵医嘱使用下肢静脉泵或足底泵、分级弹力袜、抗血栓袜。

（7）药物预防，如低分子肝素钙等。

骨科深静脉血栓形成（DVT）预防

（8）观察患肢大小腿周径、肢体肿胀程度及颜色改变。

（9）改善生活方式，如戒烟、戒酒，控制血糖、血脂。

（刘晓丽　荆义平　刘更新）

八、血液肿瘤护理

(一)白血病

1. 什么是白血病?

白血病是一类造血干细胞的克隆性恶性疾病,其克隆中的白血病细胞失去进一步分化成熟的能力而停滞在细胞发育的不同阶段。在骨髓和其他造血组织中,白血病细胞大量积聚,并浸润其他器官和组织,而正常造血受抑制。临床表现为贫血、出血、感染、发热等。

2. 哪些人容易得"血癌"(白血病)?

白血病的病因尚不明确,但某些诱因可能与白血病的发生有关。

(1)病毒:人类 T 淋巴细胞病毒-1 可以引起成人 T 细胞白血病。

(2)电离辐射:1945 年,日本广岛、长崎受原子弹袭击后,幸存者中白血病发病率比未照射的人群高 30 倍和 17 倍,照射剂量与白血病发病率密切相关。

(3)化学因素:苯致白血病的作用已经肯定。接触橡胶、塑料、皮革、纤维、尼龙、染料、油漆、农药、黏合剂、去污剂、杀虫剂、装修材料等含苯的工作人员应该做好职业防护。乙双吗啉(一种治疗银屑病的药物)致白血病的报道近年也很多。

(4)遗传因素:单卵双胞胎如果 1 人在 10 岁前发生白血病,另一个的发病率是 20%。

(5)其他血液病:某些血液病可互相转化,最终发展成急性白血病,如慢性粒细胞白血病、骨髓增生异常综合征、淋巴瘤、多发性骨髓瘤、骨髓纤维化等。

3. 哪些症状需警惕了白血病?

(1)发热:反反复复的发热。

(2)贫血:面色苍白、虚弱、乏力、心慌、气急,随病程进展快速加重。

(3)出血:出血程度轻重不一,部位可遍布全身,尤其以齿龈出血、鼻出血、皮肤瘀点或瘀斑、女性月经量过多为最常见。

（4）淋巴结、肝脾大：全身淋巴结肿大或者颌下、颈部、腋窝、腹股沟等局部淋巴结肿大。

（5）骨和关节疼痛：酸痛、隐痛常见，有时是剧痛，因为白血病细胞浸润、破坏骨皮质和骨膜引起疼痛。

4. 白血病是"不治之症"吗？

低危的白血病患者通过化疗可以治愈。中、高危白血病患者通过造血干细胞移植部分可以治愈。目前还有分子靶向治疗、免疫治疗，大大提高了白血病患者的治愈率。白血病早已经不是"不治之症"了。

5. 白血病会传染和遗传吗？

因为白血病不属于传染性疾病，所以不可能会传染，请您尽管放心。白血病也不会遗传，研究发现家族性白血病仅占白血病的7‰。

6. 白血病患者为什么经常做骨穿？

白血病患者做骨穿的目的包括：①协助诊断；②判断疾病预后；③观察治疗效果；④了解骨髓造血功能。所以白血病患者需要经常做骨穿。

7. 为什么经常抽血化验？

（1）初次治疗时，医生需要了解您的血常规、肝肾功能、心肌酶、血型等基本情况。

（2）化疗中，医生需要了解您的骨髓造血功能以及肝肾功能、心功能是否受损。

（3）当您贫血严重、血小板特别低、凝血功能严重异常时，需要输血。输血前需要抽血样。输血后需要评价输血效果。

以上工作，都需要静脉采血。

8. 白细胞有时候接近"0"了，好害怕，我该怎么办？

白血病治疗的根本目的是彻底清除体内的白血病细胞，使患者长期存活乃至治愈。化疗过程中白细胞接近"0"是因为化疗药物在杀灭白血病细胞的同时，正常白细胞也受到损伤导致的。但是渡过最低点，疾病缓解，造血功能恢复以后，白细胞会逐渐恢复到正常水平。

9. 血小板是个位数怎么办？

白血病患者在初诊时或者治疗过程中血小板会是个位数，您不必惊慌。医生会给您预约、输注血小板，确保您的血小板在安全范围内。您需要配合的是卧床休息、情绪稳定、保持大便通畅。

10. 白血病患者应吃什么？

白血病患者应进食高蛋白、高维生素、清淡、清洁饮食。

高蛋白：动物蛋白如瘦肉、鸡蛋、牛奶等；植物蛋白如豆腐、豆浆等豆类食品。高维生素如新鲜时令蔬菜和水果。

11. 为什么肺部真菌感染防不胜防？

正常人口腔、呼吸道都寄存有真菌，当白细胞降低到一定程度时，可引起肺部真菌感染。皮肤软组织等部位一旦真菌感染，通过血液循环到达肺也可引起肺部真菌感染。所以白血病患者在白细胞特别低、持续较长时间时，肺部真菌感染防不胜防。

12. 化疗就"烂嘴"为什么？

口腔上皮细胞的增殖较快，增殖周期较短（24～48 小时），很容易受化疗药物的影响，用药后口腔黏膜受损、上皮脱落、黏膜变薄。临床上可见口腔白斑、红斑、糜烂、溃疡等。许多化疗药，特别是蒽环类、大剂量甲氨蝶呤、大剂量阿糖胞苷等药物尤为明显。

13. 为什么白血病患者容易"拉肚子"？

白血病患者在治疗过程中，都要经过一段粒细胞缺乏期（粒细胞<0.5×10^9/升），此时肠壁变薄，通透性变强，特别容易发生肠壁的坏死和穿孔，一旦患者"拉肚子"，肠壁坏死和穿孔的概率大大提高，所以医生会非常紧张。此阶段预防"拉肚子"，一定要遵医嘱进食无菌饮食。

14. 肛周护理应该怎么做？

（1）每天定时排便，养成良好的排便习惯，防止肛裂、痔疮的发生。若大便干燥、排便困难，可给予开塞露等润滑剂。

（2）勤换内裤，保持肛周皮肤清洁干燥。便后用柔软的卫生纸，以免擦破肛周皮肤。

（3）肛周坐浴，促进血液循环。便后用温开水清洗肛周，用 1∶5 000 的高锰酸钾坐浴 15～20 分钟，温度 40～45 摄氏度。或用 0.05% 碘伏坐浴。不能坐浴者，用安尔碘局部消毒。

（4）坐盆以可放进臀部为宜，专盆专用，坐盆放在 20 厘米高的小架上，身体前倾趴在床边，使肛周括约肌松弛，肛门充分暴露浸泡在坐浴液中，减轻患者疲劳。

15. 白血病患者都需要骨髓移植吗?

骨髓移植

根据细胞的分化程度、自然病程的长短,白血病分为急性白血病和慢性白血病两大类,其中又分为淋巴细胞白血病或者非淋巴细胞白血病,儿童型或成人型。白血病患者是否需要进行骨髓移植,取决于患者的年龄和所患白血病的类型,并不是所有的白血病患者都需要做骨髓移植。

儿童白血病患者,大部分未伴有高危因素,是不需要骨髓移植的。就儿童急性白血病而言,相当一部分可以通过规范化的化疗达到治愈。

成年白血病患者,是否需要移植,要依其患病的类型来定。从国际标准来讲,慢性白血病患者应首选药物治疗,当病情控制不住时,才考虑移植。

16. 骨髓移植是要抽捐献者的骨髓吗?

骨髓移植是传统的说法,现在一般都采用造血干细胞移植,捐献造血干细胞的过程和献血的过程相似,不用抽捐献者的骨髓。

17. 骨髓移植以后,无菌饭该吃多久?

移植以后,无菌饭至少要吃 100 天或严格遵医嘱,这样做的目的是为了减少肠道感染、肠道排异的发生,请您不要着急。

18. 骨髓移植以后能和正常人一样吗?

自体移植后 3～6 个月内暂停工作和上学,而异体移植后则需要更长的时间去修整,给自己充分的时间休息和恢复。不要着急,等血象完全恢复正常,您就和正常人一样了。

(马春霞)

(二)多发性骨髓瘤

1. 什么是多发性骨髓瘤?

多发性骨髓瘤是一种浆细胞恶性增殖性疾病,其特征为骨髓浆细胞异常增生伴有单克隆免疫球蛋白(M 蛋白)分泌,从而导致器官或组织损伤。常伴有溶骨性破坏、贫血、肾功能不全、感染和高钙血症等临床表现。

2. 哪些人容易得多发性骨髓瘤?

多发性骨髓瘤是浆细胞恶性增殖性疾病,多见于中老年病人,以 50～60 岁为多,男女之比为 3∶2。在所有肿瘤中所占比例约为 1%,占血液肿瘤的 10%。近年来,随着人口的老龄化,MM 的发病率有增多趋势。

3. 多发性骨髓瘤骨骼的主要表现有哪些?

(1)主要表现为骨痛、病理性骨折及高钙血症。①骨痛是最常见的早期症状,发生率为70%以上,随病情的发展而加重。疼痛部位多在腰骶部,其次是胸廓和肢体。②若活动或扭伤后出现剧烈疼痛,可能为病理性骨折,多发生在肋骨、锁骨、下胸椎和上腰椎,可多处骨折同时存在。骨髓瘤细胞浸润骨骼时可引起局部肿块,胸、肋、锁骨连接处出现串珠样结节者为本病的特征。③高钙血症可表现为疲乏、恶心、呕吐、多尿、脱水、头痛、嗜睡、意识模糊,严重者可导致心律失常、昏迷等。

(2)贫血和出血。贫血较常见,为首发症状,早期贫血较轻,后期贫血严重。晚期血小板减少,引起出血。皮肤黏膜出血较多见,严重可见内脏及颅内出血。

(3)晚期继发症状。①感染:多见于细菌,亦可见真菌、病毒,最常见为细菌性肺炎、泌尿系感染、败血症,病毒性带状疱疹也可见。②肾功能损害:50%~70%病人尿检有蛋白、红细胞、白细胞、管型,出现慢性肾功能衰竭、高磷酸血症、高钙血症、高尿酸血症,可形成尿酸结石。③高黏滞综合征。④淀粉样变。

4. 多发性骨髓瘤患者为什么出现高黏滞综合征?

部分多发性骨髓瘤患者血浆 M 蛋白增多,产生高黏滞血症,血管内血流缓慢,组织淤血、缺氧,主要表现为头昏、眩晕、眼花、耳鸣、手指麻木、冠状动脉供血不足、慢性心力衰竭、不同程度的意识障碍,甚至昏迷。其中对视网膜、中枢神经和心血管系统的影响尤为显著。

5. 哪些症状是淀粉样变性的表现?

骨髓瘤患者淀粉样变发生率为5%~10%,常发生于舌、皮肤、心脏、胃肠道等部位。浆细胞性白血病符合外周血浆细胞数大于20%,肝脾大,白细胞数大于15×10^9/升。

主要表现为舌、腮腺肿大,心脏扩大,腹泻或便秘,皮肤苔藓样变,外周神经病变以及肝、肾功能损害等。

6. 多发性骨髓瘤为什么会出现雷诺现象?

多发性骨髓瘤在淀粉样变性的基础上,若 M 蛋白为冷球蛋白,则可引起雷诺现象。

雷诺现象:当受到寒冷刺激或情绪激动及精神紧张时,手指皮肤出现苍白和发绀,手指末梢有麻木、发凉和刺痛,皮色变潮红,则有温热和胀感,继而皮色恢复正常,症状也随之消失。简单点说,就是在受到寒冷等刺激后,手指皮肤由正常→苍白→发绀→潮红→正常的一个过程。

7. 多发性骨髓瘤需要做哪些检查?

(1)抽血类检查,包括查血常规、血液生化等。
(2)骨髓穿刺。
(3)X 射线检查。
(4)骨显像。

骨穿注意

8. 骨髓穿刺后应该注意什么?

骨髓穿刺后注意局部有无出血,一般静卧2~4 小时,如无不适可照常活动。术后穿刺点覆盖的敷料勿浸湿,以防感染,3 天左右取下。

9. 多发性骨髓瘤的治疗方法有哪些?

(1)对症治疗
1)镇痛:双磷酸盐有抑制破骨细胞的作用,如唑来磷酸钠每月4 毫克一次静脉滴注,可减少疼痛,放射性核素内照射有控制骨损害、减轻疼痛的疗效。
2)高钙血症的治疗:每天使尿量>1 500 毫升,促进钙排泄;应用双磷酸盐、糖皮质激素和降钙素。
3)控制感染:应用抗生素,对粒细胞减少的病人可给予升白细胞药物,反复感染者可考虑注射免疫球蛋白。
4)纠正贫血:应用促红细胞生成素。
5)高黏滞血症可采用血浆置换术。
(2)化学治疗:有症状多发性骨髓瘤的初治为诱导化疗,沙利度胺为第一代免疫调节剂,具有抗血管新生作用;硼替佐米为第一代蛋白酶体抑制剂,通过降解受调控的促生长细胞周期蛋白来诱导肿瘤细胞的凋亡;来那度胺是沙利度胺类似物,为第二代免疫调节剂,具有免疫调节和肿瘤杀伤双重作用。

10. 骨髓瘤患者怎样预防感染?

骨髓瘤患者晚期因抵抗力下降容易继发感染,多见于细菌,亦可见真菌、病毒。最常见肺部感染、泌尿系感染、败血症等。预防感染要做到以下几个方面。

(1)环境清洁卫生,开窗通风,必要时戴口罩,防止交叉感染。白细胞过低时避免外出活动。必要时入住层流病房。
(2)保护肌体清洁、防止体内细菌传播,做好口腔护理、会阴、肛周护理、皮肤护理,预防各种感染。

(3)注意观察有无发热、咳嗽等感染伴随症状及体征。注意保暖,高热时给予物理降温,多饮水。

(4)遵照医嘱接受抗感染治疗,按时用药。

11. 腰骶部疼痛怎么办?

采取舒适的体位,可适当按摩病变部位,以降低肌肉张力,增加舒适,但避免用力过度,以防病理性骨折。指导患者采用放松、臆想疗法、音乐疗法等,转移对疼痛的注意力,指导患者遵医嘱用止痛药,并密切观察止痛效果。注意预防跌倒坠床。

12. 多发性骨髓瘤预后怎样?

未经治疗的多发性骨髓瘤患者中位生存期为 6 个月,化疗后的中位生存期为 3～4 年,经综合治疗后中位生存期可达 5～10 年,甚至更长。影响预后的因素有年龄、C 反应蛋白(CRP)水平、骨髓浆细胞浸润程度及 ISS 分期等。

13. 骨髓瘤患者的日常护理有哪些?

(1)睡硬垫床,保持床铺干燥平整,保证适度的床上活动,避免长久卧床而加重骨骼脱钙。适度活动可促进肢体血液循环和钙在骨骼的沉积,减轻骨骼的脱钙。

(2)进食高热量、高蛋白、富含维生素、易消化食物,增强机体抵抗力。每天饮水 2 000～3 000 毫升,多摄取粗纤维食物,保持排便通畅,预防便秘。

(3)截瘫病人应保持肢体于功能位,定时按摩防止下肢萎缩。定期使用温水擦洗全身皮肤,保持皮肤清洁干燥。受压处皮肤应给予热毛巾按摩或理疗,避免皮肤发生破损。

(4)遵医嘱用药,所有自备药物均要经过医生允许方可服用,有肾损害者避免应用损伤肾功能的药物;沙利度胺有抑制新生血管生长的作用,但可致畸胎,妊娠妇女禁用;硼替佐米的主要毒性反应有周围神经病变、骨髓抑制、胃肠道反应及带状疱疹,应注意观察。

(5)若活动后出现剧烈疼痛,可能为病理性骨折,应立即就医。注意预防各种感染,一旦出现发热等症状,应及时就医。

(张　静)

（三）淋巴瘤

1. 什么是淋巴瘤？

淋巴瘤是起源于淋巴造血系统淋巴细胞的恶性肿瘤，是指来源于淋巴造血系统的淋巴细胞受到内在或外在因素刺激后，出现了某些遗传学上的改变，从而导致其无限生长扩增，并积聚于淋巴结、淋巴组织器官、血液或其他非淋巴组织器官中的一种肿瘤。

根据瘤细胞病理特征分为霍奇金淋巴瘤（HL）和非霍奇金淋巴瘤（NHL）两类。HL 发病率较低，约为所有淋巴瘤的 9%，可分为结节性富含淋巴细胞型和经典型。NHL 发病率远高于 HL，约占所有淋巴瘤的 91%；根据 NHL 的自然病程，可以归为三大临床类型，即高度侵袭性、侵袭性和惰性淋巴瘤。根据不同的淋巴细胞起源，可以分为 B 细胞、T 细胞和 NK 细胞淋巴瘤。

2. 引发淋巴瘤的原因有哪些？

目前尚未完全发现淋巴瘤的明确病因，较为公认的是某些感染因素可能与某些类型淋巴瘤的发病有关。机体免疫功能异常、自身免疫性疾病、细胞移植后长期大量应用免疫抑制药物、老龄化很可能是近年来淋巴瘤发病率明显增高的重要原因。放射线、杀虫剂、除草剂、染发剂、重金属、苯等物理因素和化学品可能与淋巴瘤的发病有关。目前尚未发现淋巴瘤有非常明显的遗传倾向和家族集聚性。

规律体检尽早发现不适，锻炼身体提高机体免疫力，有意识的健康安全生活杜绝外在因素的刺激可让人体在一定程度上远离淋巴瘤。

3. 淋巴瘤有哪些表现？

淋巴瘤症状

总的来说，可以从局部表现、全身症状和结外病变这三方面来发现病症。

（1）局部表现：无痛性、渐进性淋巴结肿大，浅表淋巴结肿大以颈部多发，其次为腋下，再次为腹股沟，锁骨上、滑车、枕后、腘窝等地方的淋巴结肿大不常见，如果肿大，需要重视。深部以纵隔、腹主动脉旁为多见。由于淋巴瘤细胞侵犯部位及范围不同，临床表现很不一致，比如肿大的纵隔淋巴结，压迫食管可引发吞咽困难；压迫上腔静脉引起上腔静脉综合征；压迫气管会导致咳嗽、胸闷、呼吸困难、发绀等。

（2）全身症状：发热，热型多不规则，可呈持续高热，也可呈间歇低热，少数有周期性，如发热达38摄氏度以上连续3天；体重减轻，在6个月内减少

10%以上；盗汗，夜间或入睡后出汗。其他症状如皮肤瘙痒等。

（3）结外病变：淋巴瘤可侵犯全身各组织器官，脾受累较多见，占1/3；肝浸润引起肝大、肝区疼痛；胃肠道浸润引起腹痛、腹块、肠梗阻和出血；肺和胸膜浸润引起咳嗽、胸腔积液；骨骼浸润引起骨痛、病理性骨折；鼻咽部浸润引起鼻塞；神经系统浸润引起脊髓压迫等。

4. 淋巴瘤需要做哪些检查？

淋巴瘤的诊断需综合应用影像学、实验室检查、病理形态学、免疫组化、遗传学及分子生物学等技术。病理形态学诊断被认为是淋巴瘤诊断的金标准。

淋巴瘤检查

（1）病理形态学：是淋巴瘤诊断最主要的手段，不同类型的淋巴瘤具有特征性、诊断性的形态学特点；病理诊断的组织样本应首选切除病变或切取部分病变组织。如病变位于浅表淋巴结，应尽量选择颈部、锁骨上和腋窝淋巴结。粗针穿刺仅用于无法有效、安全进行切除或切取病变组织的患者。另外需要注意的是淋巴瘤病理亚型众多，很多淋巴瘤的病理形态学差异并不是很明显，不仅需要综合临床特征和其他检查结果，也需要长期病理工作的经验积累，因此临床上对病理的准确诊断务必咨询有经验的淋巴瘤病理科医生。

（2）实验室检查：一般来说需要完成的实验室检查包括血常规、肝肾功能、乳酸脱氢酶、β_2 微球蛋白、红细胞沉降率、乙肝和丙肝病毒检测、骨髓穿刺细胞学和活检等。对于存在中枢神经系统受侵犯的患者应进行腰穿，予以脑脊液生化、常规和细胞学等检查。对 NK/T 细胞淋巴瘤患者，应进行外周血 EB 病毒 DNA 滴度检测。

（3）影像学：尽可能全面发现潜在的病灶及病变，可辅助病理标本取样；同时也可以作为疗效评估的判断工具。常用的影像学检查方法为 CT、MRI、PET-CT、超声和内窥镜等；CT 是淋巴瘤分期、再分期、疗效评价和随诊最常用的影像学检查方法；随着 PET-CT 技术的发展及全身性检查的优势展现，现被推荐用于有条件者的肿瘤分期与再分期、疗效监测、肿瘤残存及复发时的检查。MRI 一般用于中枢神经系统、骨髓和肌肉部位的病变检查；超声一般用于浅表淋巴结和浅表器官病变的诊断和治疗后随诊。

（4）免疫组化：可用于鉴别淋巴瘤细胞的免疫表型，B、T、NK 细胞、肿瘤细胞的分化及成熟程度等。通过组合相关的免疫组化标记物，进行不同病理亚型鉴别诊断。

（5）荧光原位杂交：可以发现特异性染色体断裂、易位、扩增等异常，辅助诊断与特异性染色体异常相关的淋巴瘤。

（6）淋巴细胞抗原受体基因重排检测技术：淋巴细胞受体基因克隆重排

是淋巴瘤细胞的主要特征,可用于协助鉴别淋巴细胞增殖的单克隆性与多克隆性,以及无法通过免疫组化方法来鉴别的淋巴瘤,是对形态学检查和免疫组化方法的重要补充。

5. 淋巴瘤有哪些治疗方法?

淋巴瘤治疗

(1)化学治疗:化疗是淋巴瘤的首选治疗方式,口服或输注化疗药物后可使其作用遍及全身,充分消灭潜在的淋巴瘤细胞。但化疗药物多有细胞毒性,不仅可对肿瘤细胞产生杀伤作用,也会对机体内的正常细胞产生毒性作用,因此化疗后可能有非常多的毒副作用,这也促使并加快了更具针对性的靶向治疗的发展应用。

(2)手术治疗:很多恶性肿瘤的治疗会首选手术治疗,然后再给予放化疗等巩固治疗,但淋巴瘤是一个全身性疾病,是累及淋巴造血系统的肿瘤,单一的肿瘤切除并不能解决根本问题,可能仅降低了肿瘤负荷。即使被手术切除后,一般也必须给予放化疗巩固以清除全身其他部位的肿瘤细胞,因此对淋巴瘤患者进行手术治疗不是首选治疗方式。

(3)放射治疗:放射治疗因其显著疗效及经济性被广泛应用于淋巴瘤的治疗。特别是一些早期惰性淋巴瘤,比如滤泡淋巴瘤、胃/非胃黏膜组织相关淋巴瘤等,放射治疗会带来较显著的疗效。现今淋巴瘤治疗中,放疗多用于化疗之后大包块患者或残留疾病的巩固治疗;即使是早期惰性淋巴瘤比如滤泡淋巴瘤,现也有研究发现放化疗联合有助于进一步提高患者生存率。

(4)免疫靶向治疗:靶向治疗是指药物特异性与肿瘤细胞所表达的靶向分子结合并通过复杂作用机制导致肿瘤细胞死亡的治疗方式。应用于淋巴瘤治疗的第一个免疫靶向药物是利妥昔单抗,利妥昔单抗与常规使用的化疗方案结合时,可使弥漫大 B 细胞淋巴瘤患者的治愈率也因此提高到50%~70%。目前有越来越多的免疫靶向药物被应用于淋巴瘤的治疗,比如酪氨酸激酶的抑制剂、免疫微环境的来那度胺、BCL2 的 ABT-199、PD-1/PD-L1 的单抗药物、HDAC 抑制剂西达本胺等。

(5)造血干细胞移植:造血干细胞移植是血液肿瘤常见的免疫化疗后的巩固治疗方式。造血干细胞来源于骨髓,这类细胞像种子一样,具有自我更新的能力并能分化为各种血细胞前体细胞,最终生成各种血细胞成分,包括红细胞、白细胞和血小板。一线化疗治疗后可联合自体造血干细胞移植提高患者生存率。异体造血干细胞移植一直相比自体造血干细胞移植有更低的治疗复发率,但治疗相关的死亡风险也更高。因此一般情况下,通常先采用自体造血干细胞移植,自体移植失败后才会给予异体造血干细胞移植。

6. 淋巴瘤的治疗效果如何,能治愈吗?

淋巴瘤相比其他恶性肿瘤比如肺癌、胃癌、结肠癌来说更容易治疗,对化疗更敏感,因此生存期也更长。

通常来说淋巴瘤的生存和侵袭性有关,侵袭性越强的淋巴瘤比如高级别的 B 细胞淋巴瘤等生存较差,而侵袭性弱的惰性淋巴瘤则生存较好。

部分淋巴瘤被认为是可治愈的肿瘤,临床上通常将 5 年无复发视为"临床治愈";比如 DLBCL 和 HL。早期预后较好的 HL,5 年无复发率>90%,5 年总生存>95%;早起预后不好的 HL 患者 5 年无复发率>85%,5 年总生存>90%;晚期的 HL,5 年无复发率 60% ~ 85%,5 年总生存 85% ~ 90%。DLBCL 患者采用标准的 6 ~ 8 周期 R-CHOP 进行治疗,治愈率可达 50% ~ 70%,5 年总生存为 58%。

7. 淋巴瘤治疗过程中常见的不良反应怎么处理?

(1)发热了怎么办?

当腋下温度超过 37.3 摄氏度或口腔温度超过 37.5 摄氏度时,称为发热。发热是淋巴瘤患者常见的症状之一,常是白细胞低合并感染所导致,当然部分药物也可引起发热。发热时应通知医护人员,或到医院就诊;需要大量饮水补充水分;保证生活空间干净整洁,以及居住环境内在的空气流通和温度适宜;减少活动,适当休息;可给予高热量、高蛋白、高维生素、易消化的流质或半流质饮食。

(2)出现疲乏如何处理?

疲乏是癌症治疗最常见的不良反应,包括睡眠紊乱,情绪低落或活动减少等,不用太担心,需要合理摄入热量,注意补充水分和电解质;适量运动,活动量根据患者情况调节,循序渐进;必要时给予药物治疗。

(3)发生骨髓抑制如何护理?

骨髓抑制俗称"血象低",包括血小板减少、贫血、白细胞减少等。任何化疗都可能造成不同程度的骨髓抑制,其存在显著的个体差异性。化疗后续监测血象变化,如果出现骨髓抑制,根据其严重程度给予对症支持治疗。骨髓抑制患者往往容易合并感染,特别是化疗 4 个周期后,患者的体质下降,免疫力极度低下,极易合并细菌、病毒或真菌感染。除了遵医嘱服用适当的感染预防药物外,需要保持室内空气新鲜、做好个人卫生、保持口腔清洁和良好的排便习惯。骨髓受到抑制期间应减少探视人员,少到人群聚集的地方活动,外出应戴口罩。

(4)胃肠道黏膜反应如何护理?

常见的胃肠道反应包括恶心、呕吐、食欲下降、腹泻、便秘、口腔黏膜炎、肛周脓肿或者炎症等。应注意以下几点：

①饮食应清淡、易消化,少食多餐。②注意保持口腔和肛周清洁,如果有相关症状及时联系医生。③如出现常见的消化道反应,如恶心、呕吐,可咨询医生使用一些止吐药物。食欲下降可以选用一些开胃食品。腹泻容易发生在高龄人群中,应注意及时补充水分和电解质。如果每天排便达到4~6次,或夜间也要排便,应该停药并及时去医院咨询医生。

（5）出现皮肤毒性怎么办？

淋巴瘤治疗过程中可能会出现皮肤相关症状,比如皮疹、皮肤干燥、色素沉着、甲周炎、眼部反应如结膜炎、干燥性角膜结膜炎、流泪等。一旦发生以上不适要注意保护,避免刺激,必要时到皮肤科治疗或联系会诊。

（6）心肺血管毒性如何处理？

心血管毒性包括心律失常、低血压、高血压、不稳定型心绞痛、急性心肌梗死等。需要定期进行心电图、超声心动图等检查。个别药物输注时要使用心电监护。如感到心慌、呼吸困难或头晕时应立即联系医护人员。

若治疗间歇期出现呼吸困难、呼吸急促、咳嗽或发绀等,需尽快联系医护人员或就医。

（7）出现出血性膀胱炎怎么办？

如果出现血尿、膀胱刺激症状,如排尿困难、尿频尿急、排尿烧灼感、夜尿症或少尿症,需要及时就诊,并多饮水。

（8）肝脏肾脏毒性如何护理？

所有化疗药物都要经过肝和肾代谢和排泄,因此肝和肾容易受到药物伤害。化疗期间注意大量饮水,且须避免服用有肝肾毒性药物,自行服用药物时应提前告知医护人员。此外,脂肪肝和慢性肝炎患者也会出现化疗性肝损伤,脂肪肝患者需清淡饮食,肝炎患者需要接受针对肝炎病毒的特异性治疗和严密监测;淋巴瘤伴有乙肝患者在免疫化疗后乙肝病毒被再激活的发生率较高,治疗前必须告知医护人员乙肝病情以及所服用的药物,同时须进行病毒 DNA 和转氨酶的检查,医生会根据患者检查结果选择最佳的治疗方案和治疗时机,一方面防止乙肝再被激活,另一方面保证淋巴瘤得到及时治疗。

（9）出现神经毒性怎么办？

多数化疗药物的神经毒性较低。长春新碱类药物是治疗淋巴瘤的主要药物之一,其主要的不良反应是神经毒性,如果治疗后出现刺痛、麻木、感觉异常、皮肤对轻微的触感和针刺感减退或消失等,需及时告知医生,医生会根据情况考虑是否更改治疗药物;也可以尝试服用营养神经的药物。

8.淋巴瘤治疗结束后有哪些注意事项?

淋巴瘤免疫治疗结束后,机体会有一定程度的免疫抑制,因此需要在接受必要后续治疗的同时保持健康有序的生活方式,维持充足营养、避免感染和其他伤害。俗话说"病由心生",因此无论何时都应该保持乐观的心态,这也是战胜疾病的重要因素。

绝大多数侵袭性淋巴瘤的复发发生于治疗结束后的5年内,距离治疗结束时间越近,复发风险越大。如果能尽早地发现疾病的复发,并积极予以二线方案化疗和(或)局部放疗,如果患者条件符合还可考虑予以自体干细胞移植等措施强化巩固,经过这样的综合治疗,仍有相当一部分患者能再次获得临床治愈。

随访推荐的原则:没不舒服定期查,不舒服随时查。这句话的含义是当患者无任何不适症状时,治疗结束后第1和第2年内,推荐3个月复查随访一次,第3~5年推荐6个月复查随访一次。但如果患者存在发病时的不适症状,如发热、盗汗、不明原因的体重下降,或体表触及包块,或脏器受累的症状等,可不拘泥于上述时间点的限制,应尽早返院复查随访,以避免遗漏早期复发的线索。复查需检查的项目由血液肿瘤科专业的医师根据患者的病情具体安排。

（周　敏）

参考文献

[1]李乐之,路潜.外科护理学[M].5版.北京:人民卫生出版社,2016.

[2]陈小兵.面对癌症:不恐慌不盲从[M].南京:江苏凤凰科学技术出版社,2018.

[3]强万敏,姜永亲.肿瘤护理学[M].天津:天津科技翻译出版公司,2016.

[4]赫捷.临床肿瘤学[M].北京:人民卫生出版社,2016.

[5]王丽芹,付春华,赵淑燕.肿瘤科病人健康教育[M].北京:科学出版社,2018.

[6]刘书哲,卢红梅.肿瘤内科护理[M].郑州:河南科学技术出版社,2017.

[7]吴欣娟,谌永毅,周莲清.肿瘤护理工作标准流程图表[M].长沙:湖南科学技术出版社,2015.

[8]强万敏.癌症知多少:肿瘤护理[M].北京:中国大百科全书出版社,2015.

[9]徐波.化学治疗所致恶心呕吐的护理指导[M].北京:人民卫生出版社,2015.

[10]王绍霞,王红,张怀宝.肿瘤相关病症中医外治手册[M].郑州:河南科学技术出版社,2015.

[11]李晔雄.肿瘤放射治疗学[M].5版.北京:中国协和医科大学出版社,2018.

[12]李小寒,尚少梅.基础护理学[M].6版.北京:人民卫生出版社,2017.

[13]刘晓虹.护理心理学[M].3版.上海:上海科学技术出版社,2015.

[14]田华琴.常见恶性肿瘤综合治疗学[M].北京:人民卫生出版社,2017.

[15]贾建平,陈生弟.神经病学[M].8版.北京:人民卫生出版社,2018.

[16]赵学敏.头颈部肿瘤外科护理[M].郑州:河南科学技术出版社,2014.

[17]吴帅霞,彭峥嵘.头颈癌颈淋巴结清扫术后肩功能康复现状与展望[J],护理学杂志,2015,30(04):104-106.

[18]米薇.遵义市喉癌全喉切除术后患者语言康复训练现状及食管发音训练策略初探[D].遵义:遵义医学院,2015.

[19]孙颖,席淑新,吴沛霞.全喉切除术后病人的语言康复护理进展[J].护理研究,2013,27(15):1409-1412.

[20] 梅花,周立.喉全切除术后食管发声康复训练的研究进展[J].护理与康复,2012,11(01):20-22.

[21] 周秀芳,路婕,楚晓飞,等.食管癌外科护理学[M].郑州:河南科学技术出版社,2015.

[22] 高宗人,赫捷.食管癌[M].北京:北京大学医学出版社,2008.

[23] 邵志敏,沈镇宙,徐兵河.乳腺肿瘤学[M].2版.上海:复旦大学出版社,2018.

[24] 刘宁飞.淋巴水肿诊断与治疗[M].北京:科学出版社,2014.

[25] 杨艳杰,曹枫林.护理心理学[M].4版.北京:人民卫生出版社,2017.

[26] 国家卫生健康委员会.胃癌诊疗规范[M].北京:人民卫生出版社,2019.

[27] 刘海琼,温莹莹.胃癌病人术后的饮食护理[J].当代护士(中旬刊),2012(06):60-61.

[28] 徐炳鑫.结直肠癌的病因及骨桥蛋白在结直肠癌转移中的作用[J].临床医药文献电子杂志,2018,5(37):9-10.

[29] 国家卫生健康委员会.结直肠癌诊疗规范[M].3版.北京:人民卫生出版社,2018.

[30] 韦金磊,张森.结直肠癌的临床治疗进展[J].中国临床新医学,2018,11(02):202-208.

[31] 尹春梅,邓方园,王利群.围手术期优质护理对腹腔镜下结直肠癌根治术的效果影响[J].现代中西医结合杂志,2016,25(36):4094-4096.

[32] 陈孝平,汪建平,赵继宗.外科学[M].9版.北京:人民卫生出版社,2018.

[33] 那彦群,叶章群,孙颖浩,等.中国泌尿外科疾病诊断治疗指南[M].北京:人民卫生出版社,2014.

[34] 曹泽毅.妇科常见肿瘤诊治指南[M].3版.北京:人民卫生出版社,2010.

[35] 谢幸,苟文丽.妇产科学[M].8版.北京:人民卫生出版社,2013.

[36] 徐丛剑,华克勤.实用妇产科学[M].4版.北京:人民卫生出版社,2018.

[37] 中国营养学会.中国居民膳食指南[M].北京:人民卫生出版社,2016.

[38] 曹泽毅.子宫颈癌[M].北京:人民卫生出版社,2017.

[39] 苏伟才.宫颈癌患者护理与家庭照顾[M].北京:中国协和医科大学出版社,2016.

[40] 王建祥.血液病诊疗规范[M].北京:中国协和医科大学出版社,2014.

[41]林桐榆,朱军,高子芬.恶性淋巴瘤诊断治疗学[M].北京:人民卫生出版社,2013.

[42]尤黎明,吴瑛.内科护理学[M]. 6 版.北京:人民卫生出版社,2017.

[43]黄人健,李秀华.内科护理学高级教程[M].北京:中华医学电子音像出版社,2016.

[44] 王瑞静,马春霞.血液系统疾病护理[M].郑州:河南科学技术出版社.2017.

[45]胥少汀,葛宝丰,徐印坎.实用骨科学[M.] 4 版.北京:人民军医出版社,2012.

[46]王志成.骨科主治医师 1510 问[M]. 3 版.北京:中国协和医科大学出版社,2012.